MANUEL

SUR

LES EAUX MINÉRALES
FACTICES

DUES AUX TRAVAUX DE MM. TRIAYRE ET JURINE;

PAR J. M. CAILLAU,

Docteur médecin, membre de l'académie impériale de médecine
de Paris; de la société des professeurs de la faculté de médecine
de la même ville; des sociétés médicales de Bordeaux, Montpellier, Toulouse, Nîmes, Lyon, Tours, Bruxelles, Besançon,
Nancy; de la société des belles lettres, sciences et arts de
Rouen, et de celle du département de la Nièvre; médecin des
hôpitaux militaires, et professeur des maladies des enfants.

La nature n'est inimitable que dans les seules opérations vitales : nous pouvons l'imiter parfaitement
dans les autres; nous pouvons même faire mieux
qu'elle, car nous pouvons varier à volonté la température et les proportions des principes constituants.

CHAPTAL, *éléments de chimie*, tom. Ier., pag. 269.

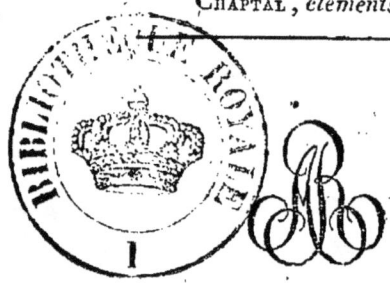

A BORDEAUX,
DE L'IMPRIMERIE D'ANDRÉ RACLE.

1810.

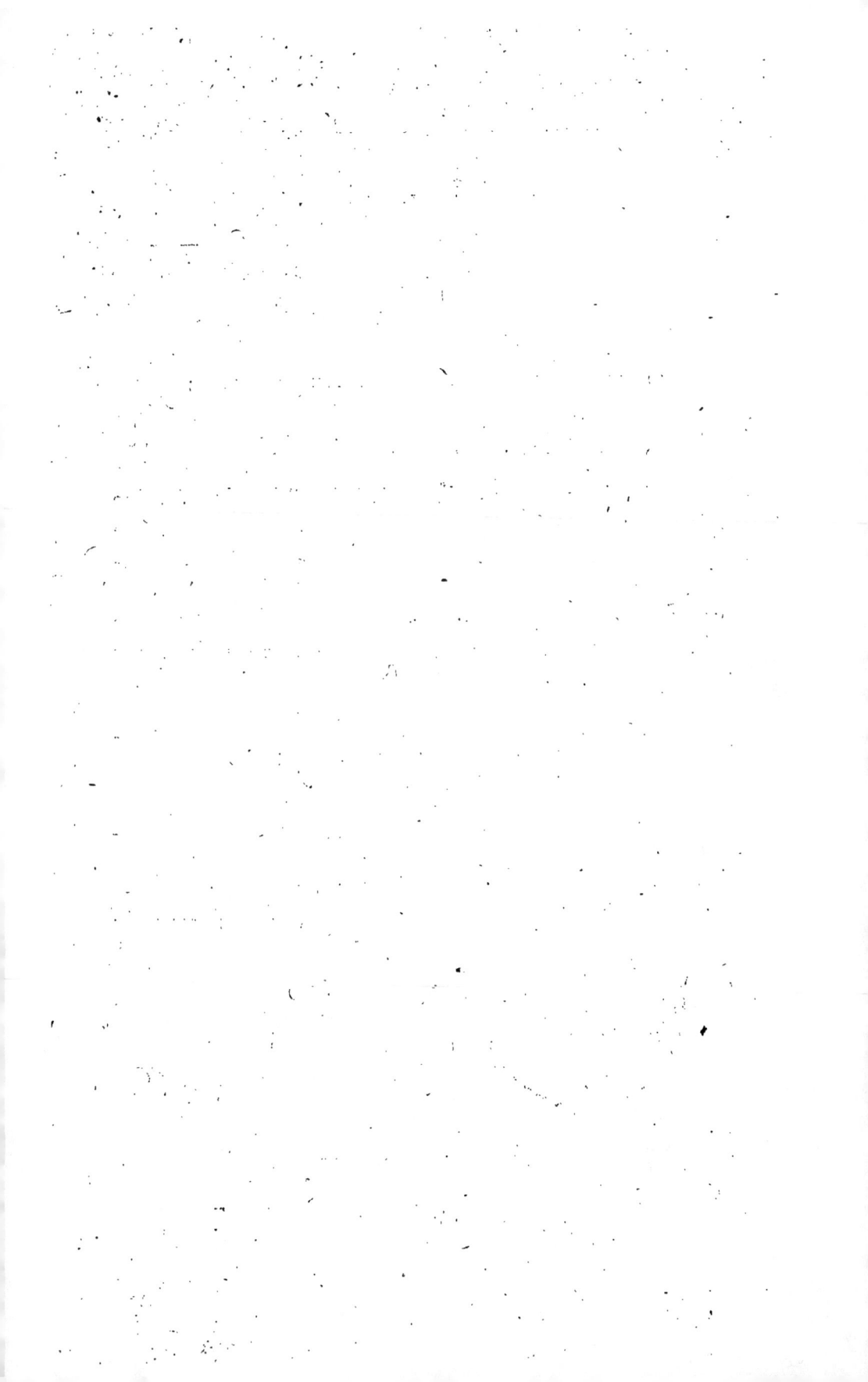

PRÉFACE.

L'ILLUSTRE fils d'Héraclide, Hippocrate, a dit, avec sa concision et sa profondeur ordinaires, que pour guérir les maladies, il falloit employer toutes les puissances. Si cela est vrai, comme nous ne pouvons point en douter, pour les affections aiguës, cet aphorisme trouve encore une plus juste application dans les maladies chroniques.

Les anciens étoient peut-être plus avancés et plus riches que nous dans l'emploi des moyens qu'ils avoient à leur disposition dans la thérapeutique des maux qu'ils appeloient *passions lentes et diuturnes*. On peut s'en convaincre par la lecture d'Arétée de Cappadoce, de Cælius Aurelianus, de l'excellent traité de conserver la santé, par Galien, et de quelques autres médecins de l'antiquité.

S'ils pouvoient disposer d'un grand nombre de remèdes, ils ne savoient pas néanmoins appliquer aussi bien que nous, à la cure des maladies chroniques, les eaux minérales que la nature accorde à diverses contrées, et que l'art imite aujourd'hui avec la plus grande habileté et la précision la plus étonnante.

Bordeaux peut se féliciter de posséder un établissement que les médecins désiroient depuis long-temps. Leurs vœux sont enfin réalisés ; et c'est à MM. Triayre, Jurine et compe., que nous devons ce bienfait. En le faisant connoître au public, je ne me propose point de traiter à fond, et, comme on dit, *ex professo*, de toutes les eaux minérales, de leur analyse, de leurs propriétés diverses, et du mode d'administration qu'elles exigent, et qui varie, comme tous les médecins le savent, d'après une infinité de circonstances et d'indications que les maladies les moins graves fournissent toujours au praticien attentif. Un pareil ouvrage demanderoit plusieurs volumes, et les travaux de plusieurs savants réunis. Je me renferme, en ce moment, dans des bornes plus étroites, puisque mon but principal est de démontrer à mes concitoyens l'utilité de l'établissement dont je viens de parler, les avantages des eaux minérales artificielles, les vertus dont elles sont douées, et les affections malheureusement trop nombreuses que les médecins peuvent soulager ou guérir par l'emploi de ces médicaments salutaires.

Je divise cet ouvrage en trois parties : la première renferme des considérations générales sur les eaux minérales; la seconde est consacrée à démontrer l'utilité de l'établissement de MM. Triayre et Jurine, la supériorité que les eaux factices ont sur les eaux naturelles dans un grand nombre de circonstances, et les heureux résultats qu'elles peuvent fournir pour la thérapeutique de plusieurs maladies chroniques; et enfin, à réfuter les objections que la prévention, la mauvaise foi ou l'ignorance ne manquent jamais de faire contre les institutions salutaires. Dans la troisième partie, je donne le catalogue des eaux minérales artificielles que les malades trouvent dans la rue Ségur de cette ville, en indiquant leurs propriétés physiques, chimiques et médicinales.

Le catalogue raisonné des eaux minérales de la France, que nous devons au savant Carrère, contient plus de mille traités généraux ou particuliers sur cet objet important. La vie de l'homme est trop courte, pour que les gens de l'art puissent lire tous ces ouvrages : tous d'ailleurs ne méritent pas l'honneur d'une longue méditation. Dans celui que j'offre au public, j'ai eu soin d'indiquer à mes lecteurs, en parlant des eaux de Bagnères, d'Arles, de Pyrmont, de Spa, de Vichy, par exemple, ceux que je crois dignes de l'attention des médecins ; car sur cette matière, comme dans toutes les autres branches des sciences, il est nécessaire aujourd'hui de faire un choix sévère, et d'avoir toujours présent à la mémoire ce judicieux précepte du célèbre Hoffmann : *In tantá librorum farragine, est quod*

*amputare, quod carpere, et imprimis
eligere debemus* (1).

La chimie autrefois, semblable en plusieurs points à la chiromancie et à l'as-
trologie, s'enveloppoit des ombres du
mystère; presque tous les termes du dictionnaire de cette science, sentoient le
merveilleux et l'ostentation; c'étoit des
ens veneris, des *crocus metallorum,* des
arcanum duplicatum, des *sels admira-
bles,* des *laines philosophiques,* etc., etc.
Plus modeste aujourd'hui, parce qu'elle
est plus riche; plus simple, parce qu'elle
ne promet que ce qu'elle peut donner, la
chimie déclare tout sans réserve, dévoile
tout avec franchise à ceux qu'elle initie à
ses opérations.

Nous ne nous écarterons point, dans
cet opuscule, de ces principes dictés par
la sagesse; et afin que les gens de l'art,
à qui rien ne doit être caché, puissent,

---

(1) Dans un si grand *fatras* de livres, il est très-néces-
saire aujourd'hui de savoir retrancher, prendre, et surtout choisir.

avec connoissance de cause, prononcer sur les propriétés des eaux minérales factices, nous donnerons les formules qui servent à les composer, et la liste exacte de toutes les substances que la nature emploie, et que l'art imite avec autant de précision que de perfection.

Les médecins de Londres, Paris, Genève, Lyon, Bruxelles, Bordeaux, etc., dirigés par les seuls intérêts de l'humanité, se sont empressés de rendre justice à l'efficacité des eaux minérales factices de MM. Triayre, Jurine et compe., et aux appareils dont ils se servent pour les fabriquer. En marchant aujourd'hui sur les traces de ces praticiens, je serai amplement récompensé de mon travail, si je puis, ainsi que mon titre l'indique, être utile et aux médecins et au public.

MANUEL

SUR

LES EAUX MINÉRALES

FACTICES.

PREMIÈRE PARTIE.

Considérations générales sur les eaux minérales.

Les divers moyens que la médecine emploie pour rétablir la santé, sont les médicaments, la diète, les voyages, le changement d'air et des objets de sensation : on peut, à juste titre, ajouter à ce catalogue l'usage des eaux minérales. Elles n'ont pas toujours eu l'approbation des médecins : les préjugés, les erreurs de toute espèce, l'empire d'une polyphar-macie arabesque, qui régnoit en France au quatorzième siècle, le peu de progrès surtout qu'avoit fait à cette époque l'analyse chimi-que, des guérisons équivoques, et des rela-tions qui tenoient du merveilleux, éloignèrent et privèrent long-temps les malades de ces sources fécondes, que la main libérale de la nature a répandues sur diverses parties du globe ; mais enfin une heureuse révolution se fit sur ce point médical, comme sur tant d'autres.

Jean d'Albret, dit un médecin immortel à qui nous devons tant de beaux ouvrages écrits avec une vivacité tout à la fois Gasconne et Béarnaise (1); Jean d'Albret, beau-père d'Antoine de Bourbon, et qui se trouva à la bataille de Pavie, avec François Ier., donna aux eaux Bonnes le nom *d'arquebusades*, à cause des bons effets qu'elles produisirent sur les Béarnais blessés en Italie par des coups d'ar-quebuse, qui étoit alors une arme nouvelle. Henri IV connut et fréquenta les eaux dans sa jeunesse ; il ne les oublia point lorsqu'il

_____

(1) Recherches sur les maladies chroniques. Préface, pag. 65.

fut devenu roi de France. Il reste des traces de ce que ses médecins Ortoman, Dulaurens, Joubert et Larivière pensoient sur ces eaux. Les Vallot décidèrent Louis XIII pour l'usage de la casse et les eaux de Pougues en France. C'étoit le temps où les Gui-Patin bavardoient et médisoient des Pyrénées et de Duchesne, médecin chimiste du pays d'Armagnac, limitrophe du Béarn. Louis XIII vint visiter la patrie de son père, pour d'autres objets que celui des eaux minérales. Fagon eut un rayon de connoissance sur les eaux Bonnes et celles de Barèges, à l'occasion de la fistule de Louis XIV, que l'opération ne guérit pas complétement, et que ces eaux auroient aussi bien palliée. Le roi alloit les prendre et revoir le berceau d'Henri IV, lorsque de petites intrigues de cour l'empêchèrent de prendre la voie la plus sage pour sa santé. Chirac s'occupa des eaux de Balaruc, en Languedoc, sa patrie, au sujet d'une blessure du régent, à laquelle nos eaux convenoient mieux que celles de Balaruc.

Ces médecins, chargés par leurs places de veiller sur les eaux minérales, n'avoient encore pu s'instruire qu'imparfaitement. Madame de Maintenon avoit conduit le duc du

Maine à Barèges, que l'amour embellit depuis. Un ingénieur, frappé des charmes d'une très-vertueuse demoiselle, ayant aplani nos montagnes, fit à Barèges des dépenses et des réparations qui en font désirer de pareilles pour Cauterets. Louis XV rendit Barèges commode aux militaires, et cette source devint par là comme le centre de toutes les autres.

Quoique les anciens employassent peu les eaux minérales, ils les estimoient et les révéroient beaucoup : les Romains les appeloient *sacrées;* et dans leur mythologie ingénieuse et riante, c'étoit toujours une jeune et jolie nymphe qui protégeoit et conservoit ces sources salutaires. Pline dit l'ancien, auteur de ce magnifique ouvrage de l'histoire naturelle, surpassé en exactitude, égalé en éloquence, ou plutôt surpassé en tous les points par un grand ouvrage de nos jours sur la même matière, comme si la nature imprimoit sa grandeur et son énergie à tous ceux qui la prennent pour objet; Pline a consacré un chapitre tout entier à ce qu'il appelle les merveilles des eaux, *aquarum mirabilia* (1).

_____

(1) L'ouvrage de Pline, pour lequel la plus longue vie paroît trop courte, et qui, outre les observations

Qu'il me soit permis de présenter la traduction de quelques passages de ce chapitre, pour faire connoître les opinions des anciens sur ce sujet intéressant. On verra que l'erreur s'y mêle quelquefois à la vérité ; alliage qu'on trouve trop souvent dans Pline, parce que les diverses branches de l'histoire naturelle n'avoient pas été cultivées, à l'époque où cet écrivain florissoit, par des observateurs assez attentifs, et que leur extrême crédulité les empêchoit de peser les phénomènes et les faits de toute espèce, dans les sévères balances de la raison et de la sagesse.

---

particulières de l'auteur, avoit exigé la lecture de plus de deux mille volumes ; cet ouvrage, auquel il en avoit joint un grand nombre d'autres, avoit été composé à ses heures perdues, c'est-à-dire, aux heures que les autres hommes donnent au sommeil ; *succisivis temporibus istà curamus, id est nocturnis*, dit Pline lui-même. Il ne lisoit rien dont il ne fît des extraits ; il dormoit peu pour prolonger sa vie : on ne vit qu'en veillant, ajoutoit-il dans la belle langue de Cicéron : *pluribus horis vivimus : profectò enim vita vigilia est*. Il mourut en véritable naturaliste, en observant de trop près un des plus terribles phénomènes de la nature : le Vésuve fut pour lui ce qu'avoit été l'Etna pour Empédocle.

« Les eaux s'élancent çà et là d'une infinité
» de terrains ; froides dans un endroit, chau-
» des dans un autre, et ailleurs réunies sous
» les qualités diverses, comme à Dax chez les
» Aquitains, et dans les monts Pyrénées. Il
» s'en trouve en certains lieux de tièdes et de
» froides, annonçant les secours qu'on peut
» en retirer pour les maladies, et ne *sourdant*
» de terre que pour l'usage des hommes.....
» Elles augmentent le nombre des dieux.....
» Il y en a de sulfureuses, d'alumineuses,
» de salines, de nitreuses, de bitumineuses ;
» quelques-unes présentent un mélange d'a-
» cide et de sel ; il en est qui sont utiles par
» la seule vapeur (1)..... Suivant leur espèce,
» on peut s'en servir pour les maladies des
» nerfs, pour la sciatique, les luxations et les
» fractures : elles favorisent la liberté du ven-
» tre, guérissent les plaies, et particulière-
» ment les maux de tête et d'oreilles. Les
» eaux Cicéronièdes (2) sont bonnes pour les

----

(1) C'est le gaz des modernes.

(2) Ces eaux furent trouvées quelque temps après la
mort de Cicéron, dans sa maison de Poussol, *villam
in quâ eæ erant, Puteolanum suum Cicero vocitabat,*
dit le fameux père Hardouin, dans ses notes savantes et
singulières sur Pline.

» yeux;... celles de Sinuesse, (1) dans la Cam-
» panie, ont, à ce qu'on prétend, la vertu
» de faire cesser la stérilité des femmes, et de
» guérir la folie des hommes (2); celles de
» l'île OEnaria (3) guérissent les calculeux,
» ainsi que les eaux acidules que l'on trouve
» à quatre milles de *Teanum Sidicinum* (4);
» celles-ci sont froides : il en est de même des
» demi-acidules dans le territoire de Stabies....
» Près de Rome, les eaux *albules* froides sont
» excellentes contre les blessures.... » Je ne
suivrai point le savant naturaliste dans tous les
détails qu'il donne sur les eaux; car comment
croire aujourd'hui, par exemple, qu'il existe

---

(1) Près du lieu appelé aujourd'hui *Torre di bagni*,
tour des bains. Tacite a dit : *In tantâ mole curarum,
Claudius valetudine adversâ corripitur, refovendisque
viribus, mollitie cœli et salubritate aquarum Sinues-
sam pergit.* Annal., lib. 12.

(2) Que d'expériences ne faudroit-il pas tenter pour
vérifier des assertions aussi singulières! Qu'on réflé-
chisse néanmoins un peu à cet égard, et peut-être n'as-
surera-t-on pas sur le champ que de pareilles cures
soient impossibles.

(3) Ile dans le golphe de Poussol, aujourd'hui *Ischia*.

(4) *Tiano*, dans la terre de Labour, où ces eaux sont
encore très en vogue pour les douleurs de la pierre.
Vid. Holsten, pag. 258.

dans le Béotie, près du temple de *Trophonius*, deux fontaines; dont l'une a la propriété d'augmenter la mémoire, et l'autre de la faire perdre? Que dans la Cilicie, près de la ville de Cescus, coule un ruisseau nommé *Nus* (1), dont l'eau donne de l'esprit ou de la sagacité à ceux qui en boivent; et qu'au contraire il y a dans l'île de Céos une fontaine dont l'eau rend stupide? Toutes ces assertions ne sont apparemment que des allégories ingénieuses, des emblêmes philosophiques, plus propres à orner les pages charmantes des métamorphoses d'Ovide, que les écrits toujours austères des physiciens modernes.

Écartons les fables qui plaisoient tant à l'imagination poétique des anciens, et ne conservons que le vrai : abandonnons aux commentateurs des mythologues, le soin de soulever le voile symbolique qui couvroit plusieurs assertions des Grecs et des Romains, et renfermons-nous strictement dans le cercle des connoissances positives et des faits incontestables. Nous verrons, en ne nous écartant point de cette sage voie, et en examinant les passages

___

(1) Du mot grec *νυς*, qui signifie *l'entendement, l'intelligence.*

de Pline que nous venons de rapporter, qu'à cette époque bien reculée, les anciens avoient quelques données justes sur les eaux minérales, quoique le flambeau de l'exacte analyse chimique, qui n'a brillé que long-temps après, ne les eût pas encore éclairés. Ils connoissoient des eaux *froides*, *chaudes*, *tempérées*, *sulfureuses*, *alumineuses*, *bitumineuses*, *salines*, *nitreuses*, *acidules*, *demi-acidules*, et même *gazeuses*. Ils n'avoient pu calculer, mesurer avec une sagacité et une précision qui font tant d'honneur à la chimie moderne, les principes constitutifs de ces eaux, et observer, vérifier par des expériences irréfragables, leurs propriétés médicinales : cette gloire étoit réservée aux siècles postérieurs, et à des hommes dont les noms fameux brilleront long-temps d'un éclat impérissable au temple de mémoire. Ne déprécions pas néanmoins les œuvres immortelles des anciens : les Hippocrate, les Aristote, les Pline ont ouvert une mine riche et féconde, que nous avons creusée, parcourue, étudiée dans tous les sens avec une infatigable patience.

Pour que les eaux minérales fussent appréciées à leur juste valeur, il falloit qu'elles fussent bien connues; que l'amour du merveilleux s'évanouît devant la lumière de l'expérience ; que l'exagération fît place aux faits positifs ; qu'un récit mensonger, quoiqu'ingénieux, se tût en présence de la sèche et austère vérité : il falloit que la chimie, qui quelquefois, dans des têtes effervescentes et *paracelsiques*, s'il est permis de s'exprimer ainsi, avoit fait dévier l'art de guérir de son véritable but, éclairât ici la médecine, et parvînt à décomposer, avec la plus étonnante justesse, des substances composées avec le plus grand *artifice*. Il étoit nécessaire qu'elle employât, pour y parvenir, cet instrument admirable, l'analyse, qui est pour la science des Stalh, des Scheéle, des Bertholet et des Vauquelin, ce qu'est le lévier dans la mécanique. Que de beaux ouvrages ne devons-nous pas depuis trente ans à cette analyse chimique? Combien de points de physique n'a-t-elle pas éclairés? Que de nuages, de faits hasardés, d'assertions douteuses, se sont dissipés à la lueur, toujours sûre et toujours véritable, de ce flambeau? Depuis cette époque, l'examen des eaux minérales, car il faut nous renfermer ici dans les bornes de notre sujet, a fait disparoître un grand nombre de mensonges et d'erreurs. C'est aux travaux successifs des Frédéric Hoffmann,

Monnet, Bergmann, Maret, Morveau, Bayen, Gioanneti, Fourcroy, et plusieurs autres chimistes célèbres, que nous sommes redevables des grands progrès qu'a faits l'étude de cette matière importante. C'est dans ces recherches qu'on voit déployées toutes les ressources de la chimie la plus profonde, tous les moyens et les instruments d'analyse, les terres, les acides dans tous les états, les matières colorantes végétales, les alcalis, les sels neutres, les oxides, les dissolutions métalliques, l'influence du calorique et celle de l'air, l'évaporation, la distillation ordinaire et pneumato-chimique. Ce qu'on peut dire ici, d'après Fourcroy, sur cette analyse des eaux, c'est qu'elle renferme elle seule toutes les variétés de moyens et d'instruments qu'on peut employer pour connoître la nature des corps, et qu'elle exige, de la part de ceux qui l'entreprennent, la plus grande étendue de connoissances de la science, et même le génie d'invention pour créer de nouvelles méthodes et de nouveaux procédés analytiques.

Cet immense édifice est aujourd'hui construit : d'infatigables scrutateurs de la nature ont soulevé, et même déchiré le voile qui couvroit ses mystérieuses opérations; ils l'ont *sur-*

prise sur le fait, comme l'a dit ingénieusement Fontenelle : ils connoissent aujourd'hui tous les principes constitutifs des eaux minérales ; ils ont présents tous les caractères distinctifs des substances qui peuvent être tenues en dissolution dans une eau ; ils savent les moyens de séparer d'un résidu presque insensible, les diverses substances qui le composent ; ils apprécient la nature et la quantité des produits qui s'évaporent ; ils estiment, ils calculent si quelques composés ne se forment point par les opérations de l'analyse, et si d'autres ne se décomposent pas : ils font plus encore ; à cette sublime analyse, ils ajoutent ce que j'appelle son complément le plus heureux ; je veux dire la synthèse, qui, lorsque la première est bien faite, devient facile (1) ; la synthèse, qui n'est ici que la composition et l'imitation parfaite des eaux minérales, et qui résout ainsi, sous tous les aspects, un des plus difficiles problèmes de la science.

Sans nous livrer ici à des recherches géologiques sur la théorie de la formation des eaux dans le sein de la terre, ce qui n'est pas de notre sujet, nous allons présenter la classifi-

_____

(1) Chaptal, *élém. de chimie*, tom. Ier.

cation des eaux minérales, en suivant, à cet égard, les divisions adoptées aujourd'hui par tous les chimistes modernes (1) : les propriétés de ces eaux seront indiquées dans la troisième partie.

PREMIÈRE CLASSE.

Eaux sulfureuses.

Ces eaux ne contiennent pas le soufre à l'état de pureté : il est bien prouvé aujourd'hui, que l'odeur qui les distingue et les caractérise, est due à la présence du gaz hydrogène sulfuré.

Elles sont thermales ou froides.

Les thermales offrent deux variétés, 1°. celles qui, traitées par les acides, dégagent du gaz hydrogène, et précipitent en même temps du soufre : *Bagnères de Luchon*, *Barèges*, *Cauterets*, *Aix-la-Chapelle*, etc. ; 2°. eaux hydro-sulfureuses thermales, dégageant du gaz hydrogène sulfuré par les acides, sans précipitation de soufre : *Aix au Mont-Blanc*, *Arles*, etc.

(1) Voyez les éléments de thérapeutique du docteur Alibert, tom. II, pag. 679.

Les eaux sulfureuses froides présentent également deux variétés, 1°. celles qui laissent dégager du gaz hydrogène sulfuré par les acides, sans précipiter du soufre; 2°. celles qui dégagent du gaz hydrogène, précipitant en même temps du soufre par les acides : *Enghien ou Montmorency*.

DEUXIÈME CLASSE.

Eaux acidules ou gazeuses.

Goût aigrelet et piquant, inodores, dégagement de beaucoup de bulles par l'agitation, contenant du gaz acide carbonique, et plusieurs sels.

Elles se divisent, 1°. en eaux acidules thermales : *Mont-d'Or, Clermont-Ferrand, Dax, Saint-Mart*, etc. ; 2°. en acidules froides : *Chateldon, Bar, Saint-Myon, Montbrisson, Pougues, Seltz,* etc.

TROISIEME CLASSE.

Eaux ferrugineuses.

Très-abondantes dans le sein de la terre, saveur analogue à celle du fer, goût styp-

tique et astringent, donnant un précipité noir
ou brun, lorsqu'elles sont traitées par l'infu-
sion de noix de galle, variant beaucoup entre elles.

Elles se divisent, 1°. en eaux ferrugineuses
thermales : *Vichy, Bourbon-l'Archambault,
Rennes*, etc. ; 2°. en ferrugineuses acidules
froides : *Spa, Forges, Aumale, Rouen, St.
Pardoux, Contrexeville*, etc. ; 3°. en ferrugineuses sulfatées froides : *Ferrières, Passy,
Provins, Carensac*, etc. ; 4°. en ferrugineuses
sulfatées et acidules : *Vals*, où se trouvent
six sources qui sont entre le bourg et le tor-
rent de la *Volane*.

QUATRIEME CLASSE.

Eaux salines.

Saveur tantôt amère, tantôt fraîche, tantôt piquante, très - variable, ordinairement
inodores, donnant par l'évaporation, avec
plus ou moins d'abondance, du sulfate de
magnésie ou de chaux, des muriates et des
carbonates de chaux, de magnésie, de soude,
quelquefois du sulfate d'alumine, etc.

On les divise, 1°. en eaux salines thermales :

Plombières, *Luxeuil*, *Bourbonne-les-Bains*, *Balaruc*, *Bagnères*, etc. ; 2°. en eaux salines froides : *Pyrmont*, *Pouillon*, *Sœdlitz*, *Seydschutz*, *Epsom*, etc.

Voilà le tableau des eaux minérales que la nature accorde aux hommes pour le soulagement ou la curation d'un grand nombre de maladies qui les affligent. Grâce à la chimie de nos jours, grâce aux travaux immortels de plusieurs médecins célèbres, les principes constitutifs de ces eaux sont aujourd'hui bien connus et bien appréciés. Les observations cliniques que nous possédons en grand nombre sur cette importante matière ; les cures bien avérées et bien constatées par des praticiens sagaces et dignes de foi, forment aujourd'hui un code établi, non sur le sable mobile des hypothèses, mais sur des expériences incontestables, sur l'autorité de la raison, de la sagesse et de la science.

Mais dans combien de circonstances les malades peuvent être privés de la faculté de puiser la santé à ces sources salutaires, qui ne paroissent ouvertes, pour ainsi dire, qu'à l'opulence ? Combien d'hommes indigents succombent dans leurs maladies, parce qu'ils ne

peuvent aller ni à Barèges, ni au Mont-d'Or?
Que d'affections chroniques deviennent incurables, parce que ceux qui en sont affectés
n'ont pas les moyens d'aller chercher au loin
et à grands frais ces précieux médicaments?
Quel service ne rendroit pas à ses semblables
celui qui mettroit les eaux minérales à la portée de tout le monde, et qui en faciliteroit
en tout temps, par une imitation parfaite,
un usage familier, moins dispendieux et plus
utile (1)? Comme je l'ai déjà dit dans ma préface, ces vœux d'un ami de l'humanité sont
remplis. Nous verrons, dans la seconde partie de cet ouvrage, les avantages de toute
espèce que, sous ce dernier rapport et beaucoup d'autres, peut procurer à cette cité l'é-
tablissement de MM. Triayre et Jurine.

Qui pourroit contester aujourd'hui les vertus héroïques des eaux minérales? La voix
de l'expérience et des âges dépose en leur
faveur. Ce n'est guère néanmoins que vers
le milieu du siècle dernier, qu'on a fait à cet
égard d'utiles découvertes, et qu'elles sont
devenues d'un usage plus familier et plus

---

(1) Voyez Duchanoy, préface *des essais sur l'art
d'imiter les eaux minérales.*

étendu, parce que la chimie ne courant plus
après des richesses fictives, a soumis à son examen les principes qui composent les eaux minérales. Quels sont ces principes? Quel est
leur effet sur le corps humain?

L'eau s'offre la première ; c'est le liquide
le plus parfait, le délayant universel ; et à
raison de sa température, elle produit diverses impressions bien connues aujourd'hui des
praticiens : elle tient en dissolution, dans celles
qui nous occupent ici, plusieurs substances
plus ou moins énergiques, auxquelles la médecine est redevable d'un grand nombre de
guérisons. Ici, ce sont des sulfates, des carbonates, des muriates combinés avec la soude,
la magnésie, la chaux, la potasse, etc. Là,
c'est le fer, le soufre, le gaz hydrogène sulfuré, l'acide carbonique, etc., qui s'alliant
et se mêlant d'une manière intime, comme
la nature sait opérer ces unions, avec des sels
divers, constitue ce que nous appelons eaux
minérales, tant naturelles qu'artificielles ; et
c'est à ces principes bien constatés et bien
analysés, que ces eaux doivent leurs propriétés
délayantes, rafraîchissantes, incisives, toni-
ques, purgatives, diaphorétiques, diurétiques,
stomachiques, hépatiques, spléniques, emmé-

nagogues, fondantes, résolutives, béchiques, fortifiantes, nervines, etc., etc., lorsqu'on les emploie soit en boisson, soit à l'extérieur.

Les eaux sulfureuses prises intérieurement, passent facilement par les urines, sont plus ou moins échauffantes, accélèrent la circulation, augmentent la transpiration et l'appétit; elles ont de grands succès dans les cours de ventre opiniâtres et les différents maux chroniques, les pâles couleurs, les règles ou diminuées ou supprimées : elles ont souvent réussi pour déterger les ulcères, mais dans les cas où il n'y a que peu ou point de fièvre (1).

Les eaux ferrugineuses ou martiales agissent en général avec une certaine activité sur les premières voies; elles rendent à l'estomac le ressort qu'il a perdu, et favorisent les digestions : on les ordonne avec succès contre les gonorrhées, les flueurs blanches, les diarrhées rebelles, les dyssenteries chroniques; on en fait encore un usage très-heureux pour favoriser les excrétions difficiles (2).

Les eaux gazeuses semblent avoir une ac-

_____

(1) Voyez Macquart, *manuel sur les propriétés de l'eau*, 1783.

(2) Voyez *ibid., loc. cit.*

tion particulière sur les membranes de l'estomac et des intestins ; leur principe volatil en relève le ton affoibli ; elles donnent du ressort et de l'énergie à ses fonctions ; elles provoquent des excrétions salutaires, conviennent dans quelques maladies de la peau, la chlorose (1), les affections nerveuses, la leucorrhée (2), la suppression des évacuations périodiques (3).

Les eaux salines sont apéritives, résolutives, diurétiques, purgatives, très-propres à dissoudre les matières glaireuses et tenaces de l'estomac et des intestins ; elles sont utiles dans quelques maladies de la peau, favorisent les évacuations périodiques, les hémorrhoïdes, et ont guéri quelquefois des fièvres quartes opiniâtres (surtout celles de Balaruc) (4).

Nous ne nous étendrons point davantage sur les propriétés médicinales de ces eaux, nous réservant de les indiquer d'une manière plus détaillée dans la troisième partie de cet ouvrage.

_____

(1) Vulgairement pâles couleurs.
(2) Flueurs blanches.
(5) Voyez Macquart, *loc. cit.*
(4) *Id. ib.*

SECONDE PARTIE.

Avantages de l'établissement de Messieurs Triayre et Jurine, et des eaux minérales factices pour le traitement de plusieurs maladies.

Messieurs Triayre et Jurine ont formé à Bordeaux un établissement d'eaux minérales factices, a l'instar de ceux qui existent déjà à Genève, à Londres, à Paris, à Lyon, à Bruxelles. Le gouvernement Français, l'institut national, plusieurs sociétés de médecine, des médecins distingués par leurs lumières et une pratique très-étendue, ont, dans plusieurs circonstances, donné des éloges à cet établissement. Examinons dans le silence du cabinet, et avec le calme qui convient à ceux qui veulent résoudre une question difficile, si ces éloges sont mérités, s'ils portent le cachet du vrai; en un mot, s'ils ne sont point fondés sur l'enthousiasme de la nouveauté et cet amour du merveilleux qui ne doivent jamais présider aux œuvres avouées et sanctionnées par une science aussi essentiellement sévère que la médecine. C'est ici surtout que ce vers fameux du législateur du Parnasse Français trouve une juste application :

Rien n'est beau que le vrai : le vrai seul est aimable.

Quel est le but que se proposent Messieurs Triayre et Jurine? Quels sont les résultats qu'on a droit d'en attendre? Nous allons répondre à ces questions, et prévenir les objections qui peuvent être faites par l'ignorance et la prévention.

Le but de MM. Triayre et Jurine est de fabriquer à Bordeaux des eaux minérales factices pour la guérison d'un grand nombre de maladies traitées et suivies par les médecins de cette ville. Je pense qu'on ne contestera point que beaucoup de personnes atteintes d'affections plus ou moins graves, sont dans l'impossibilité de se rendre aux sources naturelles, et que l'indigence ou des affaires importantes qu'on ne peut abandonner, les privent de ces médicaments salutaires. Ainsi, sous ce premier rapport, un établissement d'eaux

minérales artificielles présente de grands avantages. Mais peut-on, par l'art, imiter les eaux
naturelles? Voilà ce que demandent les gens
du monde peu initiés aux mystères de la
science médicale et de la chimie. Cette question avoit été déjà proposée par le célèbre
Shaw, dans sa méthode générale d'analyser
les eaux minérales (1); question sur laquelle
il fait cette réflexion : Un succès heureux
dans la solution d'un problème de cette importance, seroit un préjugé bien favorable à
la justesse et à l'exactitude qu'on paroîtroit
avoir apportée, soit en faisant l'analyse, soit
en cherchant à recomposer ou à imiter les
eaux. S'il arrive , ajoute ce savant, que cet
ouvrage soit continué, on espère qu'on pourra
découvrir une méthode sûre de tracer ou de
décrire les vertus et les usages de toutes les
eaux minérales, et d'en obtenir les conte-
nus doués de leurs propriétés naturelles, sans
la moindre altération, au point que nous
pourrons en recomposer les eaux minérales,
en augmenter les vertus en certains cas, les
diminuer dans d'autres, en faire des imita-

---

(1) Traduite par Coste, D. M.

tions artificielles, et par ces moyens, enri-
chir la médecine et la pharmacie.

La chimie moderne, par ses découvertes
non moins surprenantes que nombreuses, a
résolu aujourd'hui complétement ce problème.
Avant qu'on connût les gaz, la recomposition
des eaux minérales pouvoit rencontrer des
difficultés insurmontables pour la plupart des
eaux; mais depuis la découverte qu'on a faite
de la nature des substances gazeuses, et leurs
actions sur plusieurs matières, il paroît certain qu'il n'y a aucune classe d'eaux qu'on ne
puisse imiter parfaitement (1): néanmoins on
a jeté beaucoup de doutes sur les eaux minérales factices; mais les médecins les plus éclairés sont maintenant convaincus qu'elles ne le
cèdent en rien aux eaux minérales naturelles;
car, que fait le chimiste dans la fabrication
des premières? Il ne fait que mettre en jeu
les puissances mêmes de la nature, qui, dans
tous les cas, suivent les mêmes affinités et
les mêmes lois. En effet, pour préparer une
eau minérale, il ne faut qu'employer les mêmes
substances dont la nature se sert pour pro-
duire les gaz; et c'est par le moyen de ces

---

(1) Macquer, *dict. de chimie*, art. *Eaux minérales*.

fluides élastiqúes, qu'on fait la dissolution de
quelques principes fixes (1). Les gaz des eaux
minérales naturelles et des factices se ressem-
blent parfaitement, et les principes fixes sont
tout à fait les mêmes (2). On sait bien (3)
qu'après avoir obtenu, au moyen de différentes analyses faites par les plus célèbres chimistes, la connoissance exacte des sels, des
gaz et autres principes qui constituent les différentes eaux minérales naturelles, et s'être
procuré les mêmes substances dans la plus parfaite qualité, il restoit encore un grand obs-
tacle à vaincre pour opérer cette fabrication :
il falloit parvenir à une parfaite combinaison
de ces composés, recueillir toutes les substances gazeuses, les mesurer, les transva-
ser, les peser avec facilité, en un mot, les traiter comme les liquides; il falloit encore des
moyens mécaniques assez puissants pour opérer l'union intime de ces mêmes substances,
et égaler ainsi les forces que la nature em-

---

(1) Le fer, par exemple ; les sels n'ont pas besoin de
cet intermède pour être dissous.

(2) Voy. Attumonelli.

(3) Précis sur l'établissement des eaux minérales ;
Lyon, 1804.

ploie à cet effet dans ses laboratoires souterrains, dont l'œil de l'homme ne peut pas toujours sonder les profondeurs immenses, mais que son génie creuse, parcourt et étudie dans tous les sens, aidé d'un fil plus précieux et plus sûr que celui d'Ariane, l'analyse et la synthèse. Les appareils de l'établissement de MM. Triayre et Jurine, que M. Alibert appelle, avec juste raison, un des plus beaux monuments qui attestent les progrès de nos connoissances chimiques, et qui prouvent le mieux leur utilité (1), possèdent la puissance dont nous venons de parler, par la perfection des machines, par la grande simplicité de leur travail, la promptitude et la précision avec lesquelles ils l'exécutent. Par les seuls moyens de l'agitation et de la compression, toutes les parties qui doivent constituer l'eau minérale, sont dans des rapports tellement identiques, qu'il est impossible de ne pas convenir que ce genre de travail est poussé au plus haut degré de perfection. L'union de toutes les substances est si complète, que la plus petite partie de l'eau contient, dans sa proportion, la juste quantité de minéraux et de gaz

_____

(1) Élém. de thérap., tóm. II, pag. 757.

qui lui revient, d'après celle qui a été employée pour la masse entière. Cette exactitude a été constatée par des juges dont l'autorité est irréfragable, par les membres de l'institut national, ceux des sociétés de médecine de Paris et de Lyon, d'après l'analyse qu'ils ont faite des différentes eaux minérales fabriquées dans l'établissement qui nous occupe ici, comparativement à celles de la nature (1). C'est à la réunion et à la perfection des moyens de fabrication que l'on vient d'indiquer, qu'est due la célébrité de ces eaux depuis quatorze ans; et leur débit considérable, toujours augmentant, fait preuve de leur efficacité. On doit aujourd'hui demeurer bien convaincu que ces eaux minérales artificielles bien faites, n'ont pas seulement avec les naturelles une analogie, une similitude, une identité dans les principes, mais qu'elles l'emportent sur elles par divers avantages que nous allons énumérer : les médecins les ont suffisamment appréciées; c'est au commun des lecteurs qu'il est nécessaire de les faire connoître.

1°. Les eaux d'une même source peuvent

---

(1) Voyez les rapports des 21 Frimaire an 8, 12 Germinal an 9, 11 Messidor an 10.

en divers temps recevoir des altérations no-
tables par de nouveaux mélanges, ou par la
cessation de ceux qui s'y faisoient (1).

2°. Les quantités de sel ne sont pas toujours égales, non plus que les constitutions
de l'air sèches ou pluvieuses ; et cette dis-
proportion dans les doses des principes qui
constituent les eaux, doit nécessairement ap-
porter des changements dans leurs vertus (2).

3°. Il est impossible qu'un liquide qui a la
propriété de dissoudre des matières parmi lesquelles il coule, n'en dissolve jamais que la
même quantité et dans les mêmes proportions (3).

4°. C'est à ces alternatives et aux changements auxquels sont exposées les eaux minérales naturelles, qu'on doit rapporter toutes
les contrariétés que l'on remarque entre les
analyses faites par des chimistes également habiles, mais dans des temps différents (4).

---

(1) Duclos, *observ. sur les eaux minérales de la
France.*

(2) *Ibid.*

(3) Macquer, *dict. de chimie*, art. *eaux minérales.*

(4) Baumé, *élémens de pharmacie, choix des minéraux.*

5°. Les eaux thermales artificielles ont sur celles de source l'avantage inestimable d'être constamment au degré de chaleur qu'on voudra leur donner, et que le médecin réglera lui-même; au lieu que les eaux de source sont plus chaudes au mois d'Août qu'au mois de Septembre, moins en Mai qu'en Juin, plus quand le temps est au beau que quand il est froid, etc., etc. (1).

6°. D'où l'on peut conclure, avec Monsieur Shaw (2), que le goût et les vertus des eaux minérales naturelles souffrent de grands changements, suivant les diverses saisons de l'année, suivant qu'elles sont plus ou moins affoiblies par les pluies, resserrées par le froid, pénétrées par l'ardeur du soleil.

7°. Encore ces alternatives dans les proportions des principes des eaux dont nous venons de parler, ne sont-elles pas ce qu'il y a le plus à craindre dans leur usage. On a quelquefois beaucoup plus à redouter des substances étrangères et malfaisantes dont elles ne sont pas toujours exemptes (3); et c'est pour

_____

(1) Voy. Duchanoy, *loc. cit.*, p. 194.

(2) Méthode génér. d'anal.

(3) Duchanoy, *loc. cit.*, avant-propos.

cette raison, qui doit frapper tous les lecteurs, que toutes ces substances, récemment encore reconnues nuisibles par les membres de l'institut national et de la société de médecine de Paris, ont été supprimées dans les eaux fabriquées, quoiqu'elles existent dans les eaux de source (1).

8°. On est parvenu, dans l'établissement de MM. Triayre et Jurine, à trouver les moyens de charger les eaux minérales en gaz, trois fois plus que n'en contiennent les eaux minérales naturelles de même sorte.

9°. Outre cela, le médecin ne doit considérer une eau minérale que comme un remède composé de différents principes dont on peut varier le nombre et les proportions selon la nature et les symptômes de la maladie : ainsi on peut préparer des eaux minérales, en réunissant des principes épars dans plusieurs eaux minérales naturelles (2).

10°. La nature ne fournit à la thérapeutique médicale que des eaux minérales élevées, lorsqu'elles sont thermales, à des tem-

---

(1) Rapport des médecins de Lyon, 1804.

(2) Voy. Attumonelli, *mém. sur les eaux minérales de Naples*, p. 5.

pératures plus ou moins fixes, selon les circonstances que nous venons d'assigner. Dans
les établissements, au contraire, que l'art a
formés, il est aisé de voir qu'il peut graduer
la chaleur d'après les indications et à la volonté du médecin.

11°. On peut également ici composer des
eaux minérales absolument nouvelles, suivant
les vues des praticiens, telles, par exemple,
que les eaux alcalines gazeuses, hydrogénées ou
hydrosulfurées, que l'on ne rencontre point
dans la nature, et remplacer une eau minérale quelconque par une autre, aussitôt que
celle primitivement jugée nécessaire n'auroit
pas donné les résultats désirés.

12°. Dans le même lieu, les gens de l'art
disposeront, dans tous les temps de l'année,
des eaux minérales que la nature a placées à
de grandes distances les unes des autres, et
qui ne pouvoient être mises en usage que pendant les mois d'été.

13°. Dans les établissements, enfin, de Messieurs Triayre et Jurine, il est aisé d'administrer les eaux sous toutes les formes, à l'aide de
plusieurs procédés ingénieusement variés, afin
de tirer tout le parti possible de leur usage ;
de graduer ainsi à volonté l'action mécanique

de la douche, par l'élévation de l'eau, par le diamètre du jet, et par les différentes formes sous lesquelles elle peut arriver; de disposer les malades à en éprouver utilement les effets, par l'action préparatoire des étuves et des douches de vapeurs, et autres moyens sans lesquels l'usage des eaux minérales seroit souvent infructueux et même impraticable.

De tous ces faits avoués et incontestables, il est bien permis de conclure que l'art est parvenu à fabriquer des eaux minérales qui ne le cèdent en rien aux naturelles; que depuis la découverte des gaz, il est certain qu'il n'y a aucune classe d'eaux qu'on ne puisse imiter parfaitement (1); que la composition ou imitation parfaite des eaux minérales n'est plus un problème insoluble entre les mains des chimistes; que nous pouvons même, notez bien ce point-ci avancé par le célèbre Chaptal (2), *faire mieux que la nature*, car nous pouvons, dit-il, varier à volonté la température et les proportions des principes constituants; qu'il arrive toujours que les eaux naturelles, transportées à des distances infinies,

---

(1) Macquer, *loc. cit.*

(2) Élém. de chimie, tom. Ier., pag. 269.

perdent leur énergie et leurs principales qualités ; que les chimistes modernes ont suppléé
à cet inconvénient, par le bienfait inapprécia-
ble des eaux factices ; que par la loi si puissante des attractions électives, ils savent aujour-
d'hui rassembler les substances constitutives
d'une eau minérale, quand une fois on les a
perdues ; qu'ils ont appris à élever convenable-
ment son degré de température ; qu'ils ont
porté leurs recherches jusqu'à fixer les gaz et
les éléments les plus fugitifs, pouvant ainsi
rendre les eaux minérales artificielles plus ac-
tives, en ajoutant à la proportion de leurs principes (1) ; qu'il ne faut pas croire avec quelques
personnes imbues de préjugés qui ne doivent
leur origine qu'à l'ignorance, qu'il existe dans
la production des eaux minérales, une certaine
fermentation cachée qu'on ne peut obtenir par
les opérations du laboratoire (2) ; et qu'enfin ce
principe singulier, admis jadis indistinctement
dans toutes les eaux, *cette sorte d'esprit*, ce
quelque chose de mystique, de *merveilleux* et
de *divin* au-dessus des recherches des physiciens et de toute intelligence humaine, a été

---

(1) Alibert, *élém. de thérapeutique, loc. cit.*
(2) Voy. Attumonelli, *loc. cit.*

reconnu, dévoilé, contenu et maîtrisé par la chimie moderne (1).

A tous ces avantages que nous venons d'exposer sans exagération, ajoutons encore, comme nous l'avons déjà dit, que les eaux minérales naturelles ne se trouvent point partout; que beaucoup de malades ne sont point assez favorisés de la fortune pour aller les prendre à leurs diverses sources; que plusieurs ne veulent point ou ne peuvent point abandonner leurs affaires pour entreprendre des voyages lointains : mais disons aussi ce qu'on ne révoquera point en doute, ce que nous avouons de bonne foi, que changer d'air et en respirer un plus salutaire; que se livrer à un exercice exempt de fatigues; que délaisser pour un certain temps les soins domestiques, le fracas importun de la ville et le tourbillon de mille et mille occupations toujours renaissantes; que goûter avec enthousiasme les plaisirs faciles d'un voyage préparé d'avance et ardemment désiré; que se distraire avec des amis selon son cœur, qui nous accompagnent dans des courses entreprises pour le rétablissement d'une

_____

(1) Duchanoy, *loc. cit.*, pag. 326.

santé altérée par des affections éminemment
nerveuses ; que boire enfin les eaux minérales naturelles versées dans une coupe riante ,
si l'on peut s'exprimer ainsi , des mains de la
douce espérance et de l'imagination qui embellit tout aux yeux de l'homme qui souffre ,
seront long-temps un besoin que nous n'en-
treprenons pas de contrarier , et un bienfait
incontestable. Mais conserve-t-on alors à côté
de soi son médecin ordinaire , celui qui a reçu
toutes les confidences , tous les épanchements
du cœur; celui qui connoît à fond l'état , le
tempérament , la constitution , les habitudes
et l'idiosyncrasie (1) du malade? Non sans
doute , et toutes ces considérations morales ,
placées à côté des considérations physiques
déjà énoncées , sont bien propres à faire pa-
roître dans tout son éclat le triomphe des
eaux minérales artificielles.

Cependant, diront avec juste raison quelques personnes , ces eaux dont vous nous
vantez tant l'efficacité , ont-elles guéri, comme
les naturelles , des affections rebelles et graves?
Quels sont leurs titres à la confiance publique?
L'expérience , qui est la véritable pierre de

---

(1) Tempérament individuel.

touche en médecine, a-t-elle déposé en leur faveur, et les gens de l'art ont-ils prononcé sur leurs effets merveilleux? Ces questions sont légitimes, sans doute ; et avant d'employer un remède, on a bien le droit d'en examiner et d'en vérifier les vertus.

C'est ici, sans contredit, la plus intéressante partie de ce mémoire, et nous ne craignons pas d'avancer que le choix des preuves est la seule chose qui nous embarrasse. Nous avouons avec plaisir que l'observation et l'expérience vont être nos uniques guides, et que ce n'est qu'à la lueur de ce double flambeau, qu'on peut espérer de ne point prendre de fausse route. Les vrais médecins de tous les lieux et de tous les siècles ont toujours été fidèles à cette maxime ; nous n'abandonnerons point leurs traces dans cette circonstance importante.

Je ne puiserai point les faits que je vais avancer, dans des sources mensongères et peu authentiques : les médecins qui me les fourniront jouissent d'une réputation méritée ; plusieurs ont acquis, par un long exercice, des droits à la reconnoissance publique ; quelques-uns ont obtenu le premier rang dans la république médicale, par des talents distingués.

Lorsqu'un établissement d'eaux minérales factices fut formé à Paris, le ministre de l'intérieur chargea M. le docteur Lafisse, ancien médecin de la faculté de cette ville, de surveiller la fabrication de ces eaux, et de lui rendre compte de leurs effets : il s'acquitta de ce devoir ; et dans un premier rapport, il rendit compte des observations qu'il avoit faites sur les malades, depuis le 1er. Germinal an 9, jusqu'à celui de l'an 10, en y joignant des réflexions sur l'administration des eaux, et sur les moyens de rendre leur usage plus généralement utile. Il résulte de ce rapport, que des personnes de différent sexe et de différent âge ont été guéries par l'usage des eaux minérales artificielles, 1°. de dartres invétérées; 2°. de gale rentrée; 3°. de rhumatisme sur diverses parties du corps ; 4°. de douleurs considérables à la hanche et à la cavité articulaire de la cuisse, occasionnées par des chutes ; 5°. d'immobilité totale dans le bras droit, à la suite de fractures à ce membre, compliquées de luxation à l'épaule ; 6°. de fausse ankilose au genou, causée par des résolutifs qui avoient fait disparoître une dartre incommode placée au coin de l'œil; 7°. de la perte du mouvement de la main droite, causée par un coup

de feu sous l'aisselle ; 8°. de maux de tête opiniâtres ; 9°. d'ulcères et de carie dans la gorge
et le nez ; 10°. de maux de gorge à la suite de
plusieurs traitements anti-syphilitiques; 11°. de
coliques hépatiques ; 12°. de leucorrhée ou
pertes blanches ; 13°. d'engorgements des glandes maxillaires et du col.

Le docteur Lafisse termine son rapport par
des réflexions très-judicieuses, qui méritent de
trouver place dans ce mémoire. Les eaux qui
se prennent en bains, dit-il, sont presque les
seules dont j'aie fait mention dans ce rapport,
parce que j'ai pu suivre moi-même leurs effets sur les malades. Quant à celles dont on
fait usage en boisson, et qui se vendent au-
dehors, on peut juger de leur efficacité par
l'étendue de leur débit. Dans le courant de
l'année dernière, il en a été vendu environ
trente mille bouteilles, principalement de celles de Spa, de Seltz, de Soedlitz et de Vichy. Il
résulte de ces observations, que les eaux minérales factices peuvent remplacer dans tous
les cas les eaux minérales naturelles, quant
aux effets qui leur sont propres.

Dans un second mémoire adressé par le
même médecin au ministre de l'intérieur (1),

(1) An 11, 1803.

ce docteur annonce que plus de cent malades ont, depuis le premier rapport, fait usage des eaux minérales factices en bains, douches ou vapeurs, et que le succès a presque toujours confirmé la preuve donnée par les premières expériences, de l'efficacité de ces eaux et de l'utilité de leur établissement. Sans exposer en détail l'histoire de toutes les maladies qui se sont présentées, le docteur Lafisse se borne à rapporter sommairement les observations principales. Les maladies dont il parle (sans mentionner celles des personnes qui ont gardé le silence sur la nature des maux pour lesquels elles prenoient les eaux, et qui ont témoigné leur satisfaction pour les bons effets qu'elles en avoient éprouvé), sont les suivantes : 1°. dartres ; 2°. gale rentrée ; 3°. rhumatismes ; 4°. paralysies ; 5°. engourdissements ; 6°. foiblesses et douleurs, suites de chutes et de fractures ; 7°. anciennes blessures ; 8°. douleurs, suite de la fistule ; 9°. tumeurs au genou ; 10°. engorgements glanduleux ; 11°. engorgement des jambes ; 12°. hémorroïdes ; 13°. obstructions ; 14°. fièvre intermittente existante depuis plusieurs années ; 15°. pertes blanches abondantes, compliquées de coliques, d'irrégularité dans les menstrues, de pertes sanguines, de spasme et autres accidents; 16°. d'engorgements de matrice, accompagnés d'accidents qui faisoient craindre l'ulcération prochaine; 17°. de dartres laiteuses et de rhumatismes du même genre.

Citons les principaux faits de ce rapport intéressant.

Rhumatisme.

M***, d'Orléans, avait éprouvé, l'année précédente, un très-grand soulagement des bains et douches de l'eau de Plombières, pour une douleur sciatique très-ancienne; il est revenu prendre quinze bains et douches de Bourbonne, qui ont entièrement dissipé la douleur, et rendu la force à la partie malade.

Une dame, qui avoit de même obtenu beaucoup de soulagement d'un premier essai des eaux de Plombières, pour des douleurs semblables, s'en est trouvée entièrement délivrée après une seconde saison.

Une douleur au genou droit, accompagnée de gonflement, et suite de douleurs générales, étoit presque entièrement dissipée après vingt bains et douches d'eau de Barèges. Le médecin du malade lui conseilla quelques jours de repos; mais comme il n'est point revenu, il est à croire que sa guérison a été complète.

Une dame, fatiguée depuis long-temps d'une douleur violente dans les reins, a été parfaitement guérie par vingt bains et douches d'eau de Barèges, et six bains de vapeurs.

M*** a commencé le 12 Messidor les bains et douches de Plombières, pour une douleur violente qui s'étendoit depuis la hanche jusqu'au pied du côté gauche. Les cinq premières douches le fatiguèrent beaucoup : il les suspendit pendant six jours, au bout desquels il se trouva très-soulagé. Il prit encore dix bains et douches, et la douleur disparut complétement. Le 18 Thermidor suivant, en sortant de son lit, M*** fut repris d'une douleur excessive dans l'articulation de la cuisse. Il se fit reconduire aux bains, en prit deux jours de suite avec la douche; mais la douleur devint si forte, que le malade fut contraint de rester au lit pendant cinq jours. Alors il recommença le traitement, qui a si bien réussi, que depuis cette époque, M*** n'a pas éprouvé la moindre douleur.

Un rhumatisme considérable, occasionné par l'habitation d'un logement humide, après avoir résisté aux traitements ordinaires, a cédé complétement aux bains et douches de Barèges.

Une douleur très-forte à la hanche droite a été dissipée en peu de jours par les mêmes moyens.

Un malade affecté d'une sciatique très-ancienne, qui avoit occasionné le raccourcissement de la cuisse, a pris vingt bains et douches de Barèges, et trois bains de vapeurs. Ce traitement a procuré plus de facilité dans la marche, mais à la fin les douleurs étoient à peu près les mêmes.

Un ancien domestique étoit depuis long-temps et violemment tourmenté par un rhumatisme gouteux : il a pris, avec le plus grand succès, quinze bains de vapeurs, et quinze bains et douches de Barèges, alternativement et sans interruption. Avant ce traitement, il ne pouvoit pas lever ses bras à la hauteur des épaules, et à la fin, il faisoit tous les mouvemens possibles sans douleur.

Engourdissemens.

M***, âgé de soixante-dix ans, éprouvoit tous les soirs un engourdissement qui commençoit vers les neuf heures, duroit toute la nuit, de manière que le matin ce malade étoit presque sans mouvement et incapable de s'habiller seul. Il prit d'abord douze bains et douches de Ba-

règes; mais ayant observé que ces eaux produisoient de l'irritation, j'y fis substituer celles
de Plombières. Après vingt bains et douches,
ces eaux produisirent assez de changement
dans l'état du malade, pour qu'il pût se lever
le matin sans le secours d'aucun aide. Quand
il quitta la maison, il avoit encore des douleurs vagues, et n'étoit pas très-content de
son traitement. Il alla passer quelques semaines à la campagne, où il vit bientôt ses forces revenir, et ses douleurs disparoître graduellement. Depuis son retour, il est allé plusieurs fois chez MM. Paul et Triayre, pour
leur témoigner combien il étoit satisfait du
bon effet des eaux.

M*** avoit, depuis sept ans, deux doigts de
la main droite retirés, et un engourdissement
assez sensible faisoit craindre le même accident pour la main gauche. Trente-trois bains
et douches de Barèges et de Plombières, pris
alternativement, avoient rendu la flexibilité
et plus des deux tiers de l'extension aux doigts,
qui se seroient probablement redressés en to-
talité, si le malade avoit eu le courage ou la
liberté de continuer le traitement.

Foiblesses et douleurs, suites de chutes et de fractures.

Une dame éprouvoit des douleurs extrême-
ment fortes à l'épaule et dans le bras gauche,
à la suite d'une fracture de l'avant-bras, douleurs qui avoient résisté à tous les traitements
ordinaires. Vingt douches de Barèges ont entièrement dissipé les douleurs, et rétabli les
forces et les mouvements dont cette dame étoit
privée depuis dix mois.

M*** avoit dans l'aine droite une douleur
qui gênoit beaucoup la marche, que l'on
croyoit occasionnée par une chute faite dix-
huit mois auparavant, et qui avoit toujours
augmenté depuis. Le malade a éprouvé le
plus grand soulagement des bains et des douches de Barèges. Il marchoit long-temps ét
presque sans douleur. Des affaires l'ont em-
pêché de suivre son traitement ; mais il se
propose de le reprendre cette année.

Tumeurs aux genoux.

M*** avoit au genou droit un gonflement
très-douloureux et une foiblesse considérable,
qui le mettoient presque dans l'impossibilité de
marcher, ce qu'il ne faisoit qu'en boîtant et

sans pouvoir fléchir l'articulation. Cette maladie étoit la suite de plusieurs traitements syphilitiques. Vingt bains et douches de Barèges ont fait disparoître le gonflement, et rendu toute la souplesse à l'articulation. Il ne restoit plus que de la foiblesse, que l'exercice et quinze autres bains ont dissipée graduellement jusqu'à parfaite guérison.

A la suite de douleurs générales, une dame avoit au genou droit un peu de gonflement et des douleurs violentes qui avoient résisté aux traitements ordinaires, et qui ont cédé aux bains et douches de Barèges. Plusieurs autres tumeurs de cette espèce ont été dissipées par les mêmes moyens.

Les bains et douches de Balaruc ont été employés avec le plus grand succès, pour un gonflement dans les articulations des pieds, suite de traitements syphilitiques.

Glandes engorgées.

Une jeune demoiselle avoit plusieurs glandes engorgées et douloureuses au côté droit du cou: elle s'est très-bien trouvée des bains et douches de Barèges.

Une dame affectée d'une disposition scorbutique et d'engorgement dans plusieurs glandes, a éprouvé de bons effets des mêmes eaux, et se propose d'en recommencer l'usage.

Engorgement des jambes.

Une autre dame étoit fatiguée par un engorgement considérable des jambes, qui lui rendoit la marche très-difficile. Elle a ressenti bientôt du soulagement des bains de Barèges, et le mieux s'est soutenu.

Obstructions.

Une jeune dame ayant le foie et la rate très-obstrués, à la suite d'une maladie grave, étoit sans force, sans appétit, et dans un état de marasme très-alarmant. Dans l'espace de cinq semaines, les bains et les douches de Plombières, et les eaux de Vichy à l'intérieur, l'ont rétablie au point de pouvoir entreprendre un voyage assez pénible.

Deux autres malades, également affectés d'obstructions, ont obtenu le même succès d'un traitement semblable.

Fièvre intermittente.

M*** étoit sujet, depuis plusieurs années, à une fièvre intermittente qui revenoit cons-

tamment avec les chaleurs de l'été, et duroit
cinq ou six mois, sans qu'aucun des remèdes
employés en pareil cas, eût pu la prévenir
ni la faire cesser. M*** a commencé les bains
de Barèges le 28 Vendémiaire an 11 ; il les
a pris pendant quarante jours, et bu pendant deux mois les eaux sulfureuses de Naples. Quoique l'été suivant ait été très-chaud,
M*** n'a point eu de fièvre. Il avoit, outre
cela, beaucoup de feux au visage et des rou-
geurs continuelles, qui ont presque entièrement disparu.

Pertes blanches.

Plusieurs dames affectées de pertes blanches abondantes, compliquées de coliques,
d'irrégularités dans les menstrues, de pertes
sanguines, de spasme et autres accidents, ont
été complétement guéries, ou du moins très-
soulagées, par les bains et les injections d'eau
de Barèges.

Engorgements de matrice.

Madame D***, affectée d'un engorgement
de matrice invétéré, accompagné de tous les
accidents qui font craindre l'ulcération prochaine, avoit pris, pendant quelques jours, des

bains et des injections d'eau de Barèges, qui calmoient ses douleurs pendant trois ou quatre heures : mais lorsque madame étoit de retour chez elle, où elle étoit obligée de se rendre en voiture, la fatigue de la route rappeloit ses douleurs, qui ne cessoient que le lendemain, lorsque madame étoit dans le bain. Tous les jours, en arrivant, elle éprouvoit une foiblesse, qui duroit plus ou moins suivant la force des douleurs. Dans cet état, le transport devenoit impossible. Madame se détermina à prendre un logement dans la maison des eaux, où elle arriva le 11 Germinal an 11. Elle y est restée jusqu'au 1er. Vendémiaire an 12. Dès qu'elle n'éprouva plus la fatigue du transport, les douleurs se calmèrent sensiblement, et après deux mois de traitement consécutif, l'engorgement étoit beaucoup diminué. Pendant cet espace de temps, on a été plusieurs fois obligé de substituer aux injections de Barèges, dont l'action devenoit trop vive, celles de la décoction des herbes émollientes pour quelques jours. On revenoit ensuite par degrés à celles de Barèges, qui produisoient le meilleur effet. Depuis que madame a quitté les bains, elle a continué chez elle les mêmes injections. Actuellement elle est presque entièrement rétablie; elle marche sans difficulté, supporte la voiture sans être incommodée, et se félicite tous les jours d'avoir pris le parti de se fixer pendant six mois dans la maison des bains.

Une autre dame, pour un engorgement semblable, a pris les bains de Plombières, et douze bains de vapeurs à quelques jours d'intervalle. Ces moyens ont parfaitement réussi. Dès les premiers jours, les douleurs ont été moins aiguës; elles ont continué de diminuer, et l'engorgement a été presque entièrement détruit. Après cinq semaines de traitement, madame a pu supporter le voyage de Plombières, où son état s'est encore amélioré.

Madame ***, pour un engorgement de matrice, avec un écoulement continuel d'un genre très-alarmant, a obtenu le plus grand succès des douches et injections de Barèges.

Madame ***, pour un engorgement considérable de la matrice, avec déchirure au col, a pris les bains de Plombières et les injections de Barèges. Depuis deux mois, elle avoit une fièvre qui a cessé dès les premiers jours, et n'a point reparu. Les autres accidents se sont dissipés graduellement; et madame a quitté les eaux très-bien portante.

Madame *** avoit un engorgement considérable dans les ovaires, la matrice en mauvais
état, souffroit beaucoup en toussant, et ne
pouvoit pas supporter la voiture. En deux
mois, elle a pris quarante bains et injections
de Barèges, qui lui ont procuré le plus grand
soulagement. Alors, pouvant supporter la voiture, elle partit pour la campagne. Depuis
son retour, elle est revenue par intervalles
prendre trois ou quatre bains chaque fois.
Comme elle n'a pas reparu depuis plusieurs
mois, il est à croire qu'elle se trouve toujours
bien.

Dépôt dans le bas ventre.

Madame *** souffroit depuis quatre ans,
dans le bas ventre, d'un dépôt d'humeurs qui
s'étoit fait une issue près du nombril. Cette
dame avoit consulté les meilleurs médecins
et chirurgiens des divers pays qu'elle avoit
parcourus. Arrivée à Paris, un chirurgien célèbre lui conseilla les bains de Barèges avec
les douches, qu'on lui administra d'abord à
l'arrosoir et très-légèrement. Dans les premiers
jours, ils produisirent une suppuration beaucoup plus abondante. A mesure que la partie malade devenoit moins sensible, on aug-

mentoit la force de la douche. Le conseil de la malade fit supprimer une sonde de gomme élastique qu'il avoit fait placer pour faciliter l'écoulement de l'humeur. Dès-lors, elle diminua sensiblement ; au bout de cinq semaines la plaie se ferma, et la malade fut radicalement guérie.

Dartre laiteuse.

Madame ***, par suite d'une consultation, fut envoyée à la maison des eaux, pour une dartre laiteuse qui s'étoit portée sur les parties naturelles, y occasionnoit un gonflement considérable, et une suppuration accompagnée de grandes douleurs. La malade n'étoit venue à Paris qu'après avoir fait inutilement en province les différents remèdes que plusieurs médecins lui avoient conseillés. Soixante bains de Barèges, et les eaux sulfureuses de Naples en boisson, l'ont parfaitement guérie, et depuis ce moment elle jouit de la meilleure santé.

Un troisième rapport, mis sous les yeux du ministre de l'intérieur, le 1er. Messidor an 13, prouve combien l'établissement des eaux minérales factices mérite la protection du gouvernement, et fait connoître, de plus en plus, de quelle ressource peuvent être ces eaux dans une foule de maux contre lesquels, dit le docteur Lafisse, les autres secours de l'art ne sont que trop souvent infructueux. Ce médecin présente ensuite les observations dont il a été le témoin; et dans chaque espèce de maladie, il ne cite que les faits principaux qui suffisent pour donner une idée des autres. Nous allons extraire de ce rapport quelques cas de pratique présentant des maladies cutanées et vénériennes, des rhumatismes, des pertes blanches et autres affections utérines.

Maladies cutanées.

Mademoiselle B***, âgée de trois ans, étoit sujette, depuis l'âge de six mois, à une éruption de gros boutons qui couvroient tout le corps, suppuroient, se desséchoient, et reparoissoient tous les mois à la même époque. Les eaux de Barèges, en bains et en boisson, produisirent d'abord une éruption très-considérable, qui n'étoit point à l'époque ordinaire. Du neuvième au quatorzième bain, cette éruption disparut par degrés. A la fin du traitement, l'enfant a été purgé, et se trouvoit dans un état de santé si parfait, que son médecin a jugé le moment favorable pour l'inoculer.

M. l'abbé S*** étoit tourmenté, depuis dix-huit ans, par une humeur dartreuse qui avoit résisté à tous les remèdes et au régime le plus sévère. Cette humeur a cédé complétement à trente bains des eaux de Bagnères de Luchon, et à la boisson des mêmes eaux. Quoique la dartre n'ait point reparu depuis près d'un an, M. l'abbé se propose de répéter cette année le même traitement.

M. le général L***, à la suite d'une transpiration répercutée, et de la rentrée simultanée d'une éruption dartreuse qu'il avoit au bras et sur la poitrine, éprouvant des douleurs violentes, dont il a été presque entièrement délivré par six bains et douches d'eau de Barèges, qu'il prenoit aussi en boisson, et par un bain de vapeurs pris au milieu du traitement. La rigueur du froid l'ayant forcé d'interrompre les bains, il a continué de boire les eaux avec succès.

Maladies vénériennes.

Madame *** ayant eu le malheur d'être infectée par son mari d'un vice vénérien pour lequel on l'avoit traitée méthodiquement, éprouvoit encore des douleurs vagues dans les bras, les hanches et le bas ventre, avec un peu de gonflement à la matrice, et une perte blanche, mêlée de jaune; elle avoit totalement perdu le sommeil, étoit constamment plongée dans une tristesse profonde, et ne pouvoit s'occuper de suite d'aucun ouvrage. Elle a pris, pendant six semaines, les bains et les douches de Barèges, avec les injections mitigées des mêmes eaux; elle a bu, pendant le même temps, l'eau sulfureuse de Naples, mêlée d'un tiers d'eau de Spa. Ces moyens ont eu le plus grand succès; la malade a recouvré l'appétit, le sommeil et la gaieté, et la perte s'est arrêtée avant la fin du traitement.

M***, à la suite de plusieurs traitements antivénériens, éprouvoit encore des douleurs générales qui le faisoient beaucoup souffrir: il a pris trente bains de Bourbonne, dont dix avec douches, qui l'ont entièrement guéri. Dès le dixième bain, le soulagement a été marqué.

M*** étoit venu à Paris avec un sarcocèle considérable, dont l'extirpation fut proposée dans une première consultation. Un traitement bien entendu, dirigé par un chirurgien habile, avoit calmé les douleurs et diminué la tumeur de moitié; mais il restoit encore beaucoup d'engorgement. Neuf bains de Ba-

règes, avec des douches dont le chirurgien du
malade régloit lui-même la force et la durée,
ont favorisé l'action des autres moyens, et ra-
mené presque entièrement le testicule à son
état naturel.

Rhumatismes.

Madame L*** éprouvoit depuis long-temps
des douleurs violentes et continuelles, qui
s'étendoient depuis les reins jusqu'au bas des
cuisses, et la privoient de la faculté de marcher. Elle a pris les bains et les douches de
Barèges. Dès le troisième bain, les douleurs
ont commencé à diminuer et à se déplacer ;
au vingtième, la guérison étoit complète et
s'est soutenue depuis.

Madame de C*** avoit au bras droit une
douleur forte qui empêchoit le mouvement,
et redoubloit, la nuit, avec violence. Quelques
bains et douches de Plombières ont suffi pour
appaiser les douleurs et ramener le sommeil.
La douleur s'est étendue progressivement sur
tout le côté, et vingt jours de traitement l'ont
fait totalement disparoître.

Madame la duchesse d'A*** avoit de grands
maux d'yeux, et de fortes douleurs qui par-
couroient tous les membres, et produisoient

beaucoup d'engourdissement. Quarante bains de Barèges ont complétement dissipé les engourdissements et les douleurs ; mais les yeux n'ont éprouvé aucun soulagement.

Pertes blanches et autres affections utérines.

Madame R*** souffroit de douleurs de matrice, accompagnées de pertes blanches continuelles, mais peu abondantes. Elle avoit, de plus, des douleurs rhumatismales dans tout le côté gauche, et principalement au bras. Vingt bains de Barèges, avec des injections et des douches sur le côté, ont fait disparoître entièrement ces incommodités.

Madame P***, pour un relâchement de matrice, avec pertes blanches, a pris les bains et injections de Barèges, et les eaux sulfureuses de Naples en boisson. Après vingt jours de traitement, tous les accidents ont cessé, et cette dame jouit depuis d'une santé parfaite.

Madame B*** étoit incommodée, depuis plus d'un an, à raison de la suppression complète de ses règles. Elle a pris vingt bains de Plombières, et ses règles ont reparu. Le mois suivant, elle a pris encore six bains pareils, et depuis cette époque elle est très-bien.

L'efficacité des eaux minérales factices est également constatée dans le tableau des principales guérisons qui ont été opérées à Lyon, sous les yeux de plusieurs médecins et chirurgiens qui en ont dirigé le traitement et publié les résultats : il est consigné dans un précis sur l'établissement des eaux minérales de S. F. Dittmar, d'après les procédés de N⁵. Paul, de Genève, imprimé à Lyon en 1804. Nous nous bornerons ici à donner une simple énumération des maladies guéries : 1°. affections rhumatismales sur les muscles du col, (médecin, M. Parat); 2°. affection rhumatismale chronique, (médecin, M. Petit) (1);

---

(1) Qu'il me soit permis de saisir cette occasion de payer mon foible tribut de reconnoissance à M. le docteur M. Ant. Petit, ancien chirurgien de l'Hôtel-Dieu de Lyon, pour tout le plaisir que m'a procuré la lecture de ses ouvrages. Ce médecin recommandable a parcouru avec un égal succès toutes les avenues du temple du dieu d'Épidaure. Il s'est acquis une gloire immortelle par son discours *sur la douleur*, plein d'éloquence, de sensibilité, et d'une érudition bien choisie ; par *son éloge du fameux Dessaut*, où brillent tout à la fois les talents d'un médecin très-instruit et d'un chirurgien très-habile ; par plusieurs autres morceaux d'un grand intérêt, insérés dans *sa médecine du cœur*. Cet écrivain distingué a également prouvé, par ses discours en vers sur les inconvénients et les difficultés

3°. rhumatisme et sciatique, (médecin, M. Martin l'aîné); 4°. engorgement à l'articulation du pied, (médecin, M. Rodamel); 5°. engorgement du col de l'utérus, (médecin, M. Cartier); 6°. engorgement dans le cal d'une fracture de cuisse, (M. Martin); 7°. tumeur ulcérée, avec carie à la malléole, (médecin, M. Petit); 8°. engorgement au poignet droit, (médecin, M. Mouche); 9°. engorgement de la jambe et de l'articulation du pied droit, (médecin, M. Martin); 10°. suite de la rupture du tendon d'Achille, (médecin, M. Parat); 11°. dépôt de lait, (médecin, M. Mouche); 12°. paralysie complète des extrémités inférieures, (médecin, M. Martin); 13°. paralysie du rectum et de la vessie, (médecin, M. Martin); 14°. hémiplégies, (médecins, MM. Villermoz, Martin, Desgaul-

---

que présente la médecine; sur l'ingratitude des malades; sur la douleur; par son Onan ou le tombeau du mont Cyndre, ouvrages remplis de vers heureux, d'images fortes et gracieuses, de tableaux coloriés avec art, qu'Apollon étoit pour lui tout à la fois le dieu de la médecine et de la poésie, et qu'il savoit concilier, comme beaucoup d'autres médecins célèbres, l'importance de ses devoirs avec d'utiles loisirs et de nobles distractions.

tière); 15°. engorgement squirrheux de l'utérus et du col de ce viscère, compliqué de paralysie à la vessie, ainsi qu'aux extrémités su-
périeures et inférieures du côté gauche, (médecin, M. Cartier, chirurgien en chef de l'Hôtel-Dieu); 16°. tumeur anomale à l'utérus, à la
suite de pertes blanches inconsidérément supprimées, (médecin, M. Desgranges); 17°. obstruction à la rate, (médecin, M. Desgranges);
18°. obstruction au pancréas, avec engorgement au foie, (médecin, M. Desgranges);
19°. affection nerveuse compliquée, (médecin, M. Desgaultière); 20°. dartres, (médecins, MM. Rodamel, Martin l'aîné); 21°. gale
répercutée, (médecin, M. Peletin); 22°. ankilose à l'articulation du poignet avec l'avant-
bras, (médecin, M. Martin); 23°. atrophie
des extrémités inférieures, et dépôt avec carie au sacrum, à la suite d'une fièvre, (médecin, M. Martin l'aîné).

La ville de Bruxelles possède aujourd'hui un
établissement d'eaux minérales factices dans
le jardin de Saint-George; établissement vaste,
agréablement situé, et réunissant, sous tous
les rapports, l'utile à l'agréable. La société de
médecine de cette ville, qui renferme des mé-

decins et des chirurgiens très-distingués, a
dans sa séance du 10 Mai 1809, manifesté l'intérêt qu'elle porte au succès de cette entreprise si importante pour l'art de guérir. Messieurs le Préfet du département de la Dyle et le
Maire de Bruxelles, ont déclaré que cet établissement *méritoit la confiance du public*. Il
est nécessaire de rapporter ici les pièces authentiques qui prouvent ce que nous avançons.

*Rapport fait à la société de médecine de
Bruxelles, par MM. Pollart, Verdeyen,
Carpentier, Curtet, Dindal, Vandenhove
et Caroly, membres de la société et de la
commission nommée pour examiner l'établissement des bains, situé dans la rue des
Alexiens de cette ville.*

« Jaloux de répondre à la confiance dont
» vous nous avez honorés en nous commet-
» tant pour visiter l'établissement des bains
» et eaux minérales à boire, formé dans la
» rue des Alexiens, au jardin de Saint-Geor-
» ge, nous avons pris lecture du prospectus
» qui vous a été transmis à ce sujet par M. le
» Maire de cette commune, puis nous nous
» sommes transportés dans ce local pour en
» faire l'examen.

» Il n'y a rien d'exagéré dans les détails que
» contient ce prospectus : cet établissement a
» même surpassé notre attente ; il est sain ,
» aéré, et tenu avec une grande propreté.

» Les bains sont tels qu'ils sont annoncés ;
» les eaux minérales qu'on y emploie sont bien
» composées et d'après les principes de l'art.
» Elles sont préparées par MM. Lœffel et
» Maunoir, chimistes, des travaux desquels
» nous avons déjà rendu compte, et qui,
» avec MM. Regel et Pirlet, concourent à
» fournir dans cette ville les moyens curatifs
» précieux dont il s'agit dans ce rapport.

» On doit d'autant plus compter sur leur
» efficacité, que l'eau qui en fait la base est
» très-pure, et qu'elle est d'une excellente
» qualité : elle provient d'une source très-
» abondante qui existe dans l'intérieur de l'é-
» tablissement , et l'on peut en obtenir bien
» au-delà de ce qui est nécessaire pour une
» très-grande consommation. Cette eau sert
» non-seulement à la préparation des eaux
» minérales pour bains et pour boissons, mais
» elle sert encore pour les bains simples ou
» de propreté , qui, très-importants pour le
» rétablissement de la santé dans plusieurs af-
» fections morbides , tirent leurs propriétés

» salutaires de la pureté des eaux dont on
» fait usage.

» On a pris grand soin de réunir dans cette
» maison tout ce qui tient à l'utilité, à l'agré-
» ment, et surtout à la décence, pour en-
» gager le public à profiter des secours qu'of-
» fre ce bel établissement.

» Nous avons été pleinement satisfaits de la
» manière dont sont administrés les secours,
» soit en bains simples, minéraux de diverses
» espèces, soit en bains de vapeurs, soit en
» douches ascendantes ou descendantes.

» A de tels moyens, qui servent à combat-
» tre plusieurs espèces de maladies, on a joint
» des appareils électriques et galvaniques bien
» conditionnés, dont les effets peuvent être
» modifiés à volonté, à l'aide d'instruments
» nombreux et convenables. L'art de guérir
» peut tirer grand parti de ces appareils dans
» diverses circonstances.

» Tous ces secours sont dirigés par le mé-
» decin de la maison, qui y réside habituel-
» lement, et qui, dans le cas d'une indispo-
» sition subite, est à même d'administrer les
» soins que pourroit exiger cette indisposi-
» tion. A cet effet, il se trouve dans la maison
» une pharmacie suffisamment fournie de ce

» qui est nécessaire pour ces sortes d'acci-
» dents.

 » Cet établissement est semblable à ceux
» qui ont été formés dans les villes de Naples,
» Genève, Lyon, Londres, et notamment à
» celui de Tivoli, à Paris, dont l'expérience
» a déjà constaté la grande utilité, et qui a
» été consacré par plusieurs rapports favora-
» bles faits par les sociétés savantes les plus
» marquantes de l'empire.

 » Nous ne pouvons donc, Messieurs, qu'ap-
» prouver le contenu entier du prospectus de
» cet utile établissement, d'après l'examen
» que nous venons d'en faire, et engager les
» gens de l'art à y puiser les secours et les
» ressources que les progrès des sciences phy-
» siques et chimiques mettent à notre dispo-
» sition. Nous croyons pouvoir avancer que
» les diverses eaux minérales que l'on y trouve
» réunies et fort bien préparées, peuvent sou-
» vent suppléer, même avec avantage, les
» eaux minérales naturelles, dont on trouve
» rarement deux espèces rapprochées dans le
» même lieu, mais qui sont le plus souvent
» placées dans des endroits très-distants les uns
» des autres.

 » En conséquence, nous estimons que cet

» établissement, qui nous a été montré dans
» tous ses détails par les entrepreneurs, mé-
» rite de votre part que vous vous intéressiez
» auprès des autorités constituées, pour qu'elles
» le prennent sous leur protection, afin d'en
» assurer le succès. »

« Ce rapport et ces conclusions sont adop-
» tés à l'unanimité par la société, dans sa
» séance extraordinaire du 10 Mai 1809. »

Signés au registre, Dupont, *président de la
société, chevalier d'empire, chirurgien en
chef de l'hôpital militaire;* Caroly, *secrétaire général de la société;* Verdeyen,
médecin en chef du grand hospice; Carpentier, *médecin en chef du petit hospice;*
Dindal, *chirurgien en chef du grand hospice;* Curtet, *docteur médecin;* Pollart
de Canivry, *naturaliste;* Caroly, *pharmacien, membre du jury médical;* Vandenhove, *pharmacien, membre du jury
médical.*

Pour copie conforme,

Signé J. J. Caroly, *médecin, secrétaire
général.*

Bruxelles, le 24 Mai 1809.

*Le Maire à MM. les entrepreneurs de l'éta-
blissement des bains minéraux.*

MESSIEURS,

« J'avois prié la société de médecine de
» cette ville de prendre inspection de votre
» établissement, afin de s'assurer si la pré-
» paration des bains minéraux et autres dont
» parle votre prospectus, étoit telle que l'art
» pouvoit le prescrire, et si, sous le rapport
» des avantages qu'ils présentoient, ils méri-
» toient l'approbation de l'administration.

» Le rapport qui m'a été fait par cette so-
» ciété savante, m'a convaincu que vous n'a-
» vez rien négligé pour rendre votre établis-
» sement à la fois utile et agréable ; il mé-
» rite la confiance du public, et je verrai avec
» plaisir que le succès réponde à votre at-
» tente. Vous pouvez compter sur une en-
» tière protection de ma part, et je saisirai
» avec empressement l'occasion de vous en
» donner des marques.

» Recevez, Messieurs, l'assurance de ma
» considération. »

Signé G. F. DE BURBURE DE WESEMBEKE.

Bruxelles, le 25 Mai 1809.

Le Préfet du département de la Dyle, à Messieurs les entrepreneurs de l'établissement des bains minéraux du jardin de Saint-George, à Bruxelles.

« Je vous renvoie, Messieurs, le prospec-
» tus que vous m'avez communiqué, et par
» lequel vous voulez annoncer l'ouverture de
» votre établissement au public.

» J'ai vu avec plaisir, par le rapport de la
» société de médecine de cette ville, que l'é-
» tablissement est organisé de manière à jus-
» tifier la confiance qu'il est fait pour inspirer ;
» et en mon particulier, Messieurs, j'appren-
» drai avec intérêt que votre entreprise ait
» obtenu tout le succès que vous en espérez.

» Je désire que vous m'adressiez quelques
» exemplaires de votre prospectus, lorsqu'il
» sera imprimé. »

J'ai l'honneur de vous saluer,

Signé Latour du Pin.

———

Les hôpitaux ont également ressenti les heureux effets des eaux minérales factices. Par
un arrêté du 24 Mars 1807, M. le Conseiller

d'état, préfet du département de la Seine, a mis l'administration des hospices en droit de jouir de ces eaux; et en déterminant les mesures nécessaires pour leur usage, le conseil a voulu qu'il lui fût rendu compte des effets qu'elles produisoient.

Voici ce travail, fait par M. Duchanoy :

« Le traitement des eaux de Tivoly, très-
» efficace dans beaucoup de maladies où les
» autres sont devenus infructueux, manquoit
» encore aux moyens curatifs que l'on admi-
» nistre journellement dans les hôpitaux.

» Pendant l'année dernière, quarante indi-
» vidus, tous affectés de maladies chroniques
» très-graves, et que l'on pouvoit *réputer in-*
» *curables* (1), puisqu'elles avoient résisté aux
» moyens les plus actifs employés par les mé-
» decins des hospices, ont été admis à ce trai-
» tement, savoir;

» Huit paralytiques, malades depuis huit
» ans, quatre ans, deux ans, six mois et quatre
» mois.

» Six étoient hémiplégiques à la suite d'apo-

(1) On peut juger de la grande efficacité de ces eaux, puisque par leur moyen on est parvenu à diminuer des maladies *réputées incurables.*

» plexie ; des deux autres, une femme étoit
» paralysée complétement à la suite d'une
» couche et d'un rhumatisme général, et une
» autre l'étoit incomplétement à la suite d'une
» fièvre intermittente.

» Les eaux n'ont produit aucun effet sur
» l'un de ces paralytiques.

» Quatre ont été soulagés, mais pas assez
» pour travailler, et leur état ne laisse plus
» d'espoir d'amélioration.

» Deux autres y ont aussi trouvé du sou-
» lagement, et il est possible qu'un second
» traitement leur procure du mieux, et les
» rende peut-être même au travail.

» Le dernier a été plus heureux que les au-
» tres, et il est retourné à ses occupations or-
» dinaires.

» La seconde classe de malades comprend
» ceux qui étoient affectés de rhumatismes,
» les uns depuis plusieurs années, les autres
» depuis plusieurs mois.

» Cinq étoient pris de douleurs qui avoient
» leur siége dans les muscles des lombes, ou
» des cuisses ou des jambes.

» Trois ont été guéris, et les deux autres
» beaucoup soulagés : l'un pouvoit retourner
» à son travail ; le second ne le pouvoit pas

» encore; mais il a été obligé de quitter les
» eaux, quoiqu'il y eût à espérer peut-être
» un entier rétablissement, parce que le trai-
» tement étoit à son terme.

» Six malades étoient affectés de rhuma-
» tisme articulaire très-grave, aigu dans le
» principe, et devenu chronique.

» Deux de la maison de santé ont laissé, par
» le mieux qu'ils avoient ressenti, la probabi-
» lité d'une prompte guérison, s'ils eussent
» continué le traitement.

» Une femme ne pouvoit marcher que dif-
» ficilement avec des béquilles, et après seize
» jours elle les a quittées. Il est permis de croire
» qu'elle eût obtenu une guérison radicale, si
» elle avoit pu continuer l'usage des eaux.

» Trois autres femmes avoient eu des rhu-
» matismes articulaires très-graves, et qui
» avoient laissé des ankiloses complètes aux
» genoux, aux pieds et aux poignets, lesquelles
» étoient accompagnées de douleurs et de foi-
» blesse dans tout le membre affecté. Une de
» ces malades, qui ne pouvoit marcher sans bé-
» quilles, les quitta pendant l'usage des eaux.
» Toutes les trois en ont retiré de grands avan-
» tages. Les mouvements n'ont pas pu se ré-
» tablir; mais les malades ont lieu d'espérer

» encore plus de force et de facilité dans les
» mouvements des membres affectés, et pour-
» ront travailler.

» Un homme, qui depuis plusieurs années
» avoit un engourdissement du tissu cellulaire
» de la jambe, à la suite de bivouacs, d'ul-
» cères et de blessures, ne prit que dix-huit
» bains et autant de douches, et déjà il tou-
» choit à sa guérison; mais malheureusement
» on fut obligé de les cesser, le temps du trai-
» tement étant fini.

» Vient ensuite un genre d'affections bien
» graves, les maladies blanches des articula-
» tions, contre lesquelles ce traitement n'a
» pas eu l'efficacité qu'on auroit désiré; mais,
» du moins dans quelques-unes de ces affec-
» tions, on a obtenu un mieux inattendu et
» contre toute probabilité.

» Sur dix malades de cette classe, une jeune
» fille qui avoit une luxation spontanée de la
» cuisse avec la hanche, n'a retiré aucun fruit
» des eaux, et on les a cessées.

» Trois ont été soulagés : l'un ne pourra tra-
» vailler, deux sont retournés dans leurs foyers,
» et ne seront point à la charge des hospices.

» Six autres ont reçu plus de soulagement
» que les précédents, et pourront en recevoir

» encore assez pour travailler. Trois d'entre
» eux ont l'espoir de guérir en reprenant le
» traitement.

» Il reste à parler des affections dartreuses,
» si rebelles qu'il n'est pas rare de voir à l'hô-
» pital Saint-Louis des dartreux depuis dix-
» huit mois, deux ans et même davantage,
» quelquefois sans succès.

» L'usage des eaux sulfureuses sur ces mala-
» des a été souvent d'un effet presque mer-
» veilleux, eu égard à l'ancienneté, à la gra-
» vité de la maladie, et à son opiniâtreté dans
» les traitements antécédents.

» C'est sur les dartres que les eaux ont pro-
» duit le plus grand nombre de guérisons,
» puisque sur dix malades, huit ont été gué-
» ris, ou jugés tels, après six semaines, deux
» ou trois mois au plus de traitement.

» Le neuvième, qui est une jeune fille, a
» pris les eaux pendant vingt-sept jours seu-
» lement: il y avoit déjà du mieux, et proba-
» blement elle auroit guéri, si on les avoit con-
» tinuées.

» Le seul malade sur qui les eaux n'aient
» pas produit l'effet qu'on en souhaitoit, est
» un jeune homme de dix-neuf ans, qui avoit
» déjà été traité pendant treize ou quatorze

» ans dans les hôpitaux : on le considère comme
» incurable.

» Il résulte de ce qui vient d'être dit :

» 1°. Que deux malades n'ont éprouvé au-
» cun soulagement ;

» 2°. Que cinq ont été soulagés ; mais que
» leurs maladies sont tellement graves, qu'ils
» ont été jugés incurables, et incapables de
» travailler suffisamment pour vivre ;

» 3°. Que trois, en éprouvant du mieux, ont
» l'espoir d'une plus grande amélioration en
» revenant au traitement ; mais qu'en atten-
» dant, ils sont hors d'état de gagner leur
» vie ;

» 4°. Que onze, sans avoir été guéris radica-
» lement, ont cependant obtenu la faculté de
» travailler assez pour subsister ;

» 5°. Que huit ont obtenu un grand soula-
» gement, et qu'ils ont l'espoir de guérir ;

» 6°. Et que onze ont été jugés guéris.

» Enfin, que sur quarante malades, sept
» peuvent rester à la charge des hospices,
» trois temporairement à celle des hôpitaux,
» et que les trente autres ont retiré d'assez
» grands avantages du traitement pour subve-
» nir à leurs besoins.

» Des malades ont été guéris en un mois,

» et le maximum du séjour a été de trois mois
» pour quelques autres.

» Les effets des remèdes étoient très-mar-
» qués et assez rapides les quinze et vingt
» premiers jours, puis ils se ralentissoient; le
» corps sembloit s'habituer à ce remède, qui
» peut-être auroit eu peu de succès, si on l'eût
» continué sans interruption. Cette raison a
» engagé, après un mois ou cinq semaines, à
» faire reposer les malades pendant douze ou
» quinze jours. On profitoit de ce moment
» de repos, pour leur faire prendre une boisson
» délayante ou quelque purgatif quand on le
» jugeoit convenable; ce qui les disposoit à
» recevoir de nouveau l'influence des eaux
» dans la seconde partie du traitement. Aussi
» a-t-on observé qu'alors les effets en étoient
» quelquefois plus rapides et la guérison plus
» assurée.

» Dans quelques cas, on a fait reposer le
» malade une seconde fois, et la troisième
» saison a complété la guérison.

» Si l'on pouvoit employer ce remède
» comme moyen principal ou auxiliaire dans
» tous les temps et au moment même où les
» maladies se présentent, j'ai la conviction
» qu'on en retireroit les plus grands avantages,

» même chez beaucoup de malades qui sont
» réputés incurables, et qui restent à la charge
» des hôpitaux et des hospices. »

Pour terminer cette nomenclature d'autorités, dont les décisions ont sanctionné l'usage
des eaux minérales factices, nous allons faire
connoître ici le rapport fait à la société de médecine de Bordeaux, concernant l'établissement de MM. Triayre et Jurine.

« La société de médecine, dans sa séance
» du 17 Avril dernier, nous ayant chargés,
» MM. Lamothe, Dupont, Cazéjus, Caillau,
» Magonty, Guitard et moi, de lui faire con-
» noître les avantages que pourroit procurer à
» cette ville l'établissement de MM. Triayre,
» Jurine et comp., de Paris, pour la prépa-
» ration des eaux minérales artificielles, nous
» avons examiné, avec la plus scrupuleuse at-
» tention, les divers rapports faits tant à l'ins-
» titut national des sciences et arts, à la so-
» ciété de médecine de Paris, les 21 Frimaire
» an 8, 12 Germinal an 9, et 11 Messidor
» an 10, qu'au ministre de l'intérieur, par
» l'inspecteur du gouvernement près cet éta-
» blissement. Les certificats les plus authenti-

» ques, les recommandations les mieux mé-
» ritées, nous font espérer que la médecine
» devra bientôt à cet établissement, des res-
» sources que les circonstances, et surtout l'é-
» loignement des lieux où sont placées plu-
» sieurs sources naturelles, nous empêchent
» de nous procurer. Votre commission, étayée
» de la décision de plusieurs sociétés savantes
» et de plusieurs médecins éclairés, mais dési-
» rant cependant juger par elle-même, et d'a-
» près sa propre expérience, se borne aujour-
» d'hui à vous déclarer que l'établissement que
» viennent former à Bordeaux MM. Triayre,
» Jurine et comp., à l'instar de ceux de Ge-
» nève, Lyon, Paris et Londres, doit être
» considéré comme un objet d'intérêt géné-
» ral, qui pourra devenir de la plus grande
» utilité dans toutes les maladies où l'usage de
» ces eaux seroit indiqué. Elle pense que la so-
» ciété de médecine doit lui accorder l'appro-
» bation la plus distinguée, et répondre ainsi
» au zèle et à la philantropie des fondateurs. »
» Bordeaux, le 27 Avril 1809. »

Signés J. M. Caillau, *docteur médecin;* Guitard, *docteur médecin;* Lamothe, *docteur*
médecin; L. Magonty; J. Cazéjus; Dupont,
docteur médecin; Clesse, *rapporteur.*

« Dans sa séance du 1er. Mai, la société
» de médecine ayant entendu le rapport ci-
» dessus, l'a adopté avec ses conclusions. Il
» en sera délivré une copie à MM. Triayre,
» Jurine et comp. »

Signés CAPELLE, *docteur médecin, président;*
J. M. CAILLAU, *docteur médecin, secrétaire*
général.

A cette époque, la société de médecine de
Bordeaux nomma une commission chargée
d'observer et de constater les effets des eaux
minérales factices de l'établissement de Messieurs Triayre et Jurine. Dans sa séance du 15
Janvier 1810, elle a entendu le rapport suivant qu'il est nécessaire de consigner ici.

« La commission nommée par la société
» de médecine pour constater les effets des
» eaux minérales factices de MM. Triayre et
» Jurine, doit vous faire connoître, Messieurs,
» les mesures qu'elle a prises pour recueillir
» les observations qui fixeront non-seulement
» votre opinion, mais encore celle du public,
» sur le degré d'utilité de ces eaux.

» En nous réunissant, le 6 Octobre dernier,
» nous pensions ne pouvoir faire autre chose

» cette année que de vous donner quelques
» détails sur l'organisation et les distributions
» de cet établissement, en attendant que les
» circonstances pussent nous fournir l'occasion
» de vous entretenir des effets de ces eaux
» sur les malades. Plus avancés que nous n'au-
» rions osé l'espérer, nous pouvons aujour-
» d'hui vous citer quelques observations faites
» sur des personnes qui ont trouvé du soula-
» gement dans l'usage de ces eaux factices,
» dont l'emploi tant intérieur qu'extérieur a
» produit des effets qui paroissent encoura-
» geants.

» Pénétrés de toute l'importance de la com-
» mission dont nous étions chargés, nous avons
» procédé avec lenteur et circonspection :
» nous ne citons que des faits bien prouvés ;
» et pour les établir d'une manière positive
» et durable, nous avons jugé qu'il falloit en-
» trer dans les plus grands détails, et con-
» server toutes les histoires des maladies au
» traitement desquelles sont appliquées les
» eaux factices de MM. Triayre et Jurine. En
» conséquence, votre commission est conve-
» nue de rédiger un journal de l'état antécé-
» dant, actuel et consécutif de chaque malade ;
» journal qui sera rédigé sur les documents

» qui ne nous seront sans doute refusés, ni
» par les malades, ni par leurs médecins.

» Rédigé de cette manière, cet ouvrage
» fournira les moyens de constater les effets
» qui nous intéressent sous tant de rapports,
» et donnera des bases à l'opinion, qui sera
» d'autant mieux fondée, que dégagée de
» toute prévention, elle ne reposera que sur
» des faits bien prouvés et bien évidents.

» Nous ne devons pas vous laisser ignorer
» que votre commission est on ne peut mieux
» secondée par MM. les Directeurs de l'éta-
» blissement, qui voient avec la plus grande
» satisfaction la résolution prise par la société
» de médecine : ils sentent que ce recueil
» que nous venons d'entreprendre, doit leur
» devenir infiniment avantageux, en ce qu'il
» dissipera les préventions élevées dans le pu-
» blic contre les eaux factices en général, et
» celles de leur établissement en particulier.

» Sans rien préjuger sur cette question, et
» pour satisfaire à la juste curiosité qui vous
» anime, nous devons vous faire connoître
» quelques effets de ces eaux sur les malades,
» en attendant qu'un plus grand nombre d'ob-
» servations puisse nous permettre de vous
» offrir un plus grand nombre de résultats.

Paralysie.

» Mᵐᵉ. M***, âgée de plus de soixante-dix
» ans, étoit paralysée du bras droit depuis deux
» ans ou environ ; elle avoit perdu le mouve-
» ment et le sentiment dans cette partie.
» L'usage des douches d'eaux minérales fac-
» tices de Barèges, à la température de 30
» à 35 degrés de chaleur, depuis le 24 Août
» au 8 Octobre, lui ont rendu l'un et l'autre,
» au point qu'elle peut écrire, tricoter et se
» coiffer elle-même. (M. Antoni, *médecin.*)

Paralysie hémiplégique.

» M. M***, âgé de quarante-cinq ans, étoit
» paralysé de tout le côté gauche; il y éprouvoit
» outre cela une sensation d'engourdissement
» considérable. Vingt-neuf bains et douches
» de 30 à 35 degrés de chaleur, lui ont rendu
» la faculté de remuer son bras, et de mar-
» cher au point d'essayer de monter et de
» descendre, ce qui lui fut cependant inter-
» dit crainte d'accident. Sur la fin de son trai-
» tement, il fut se promener, en sortant de
» l'établissement, jusqu'au pont de Brienne.
» (M. Trocard, *médecin.*)

Rhumatismes.

» Mme. M***, Mme. D***, M. B***, M. F.
» R***, M. H***, etc., etc., etc., souffroient
» de douleurs de rhumatismes, qui s'étoient
» fixées sur diverses parties du corps. Les dou-
» ches minérales de Barèges, données de 30
» à 35 degrés de chaleur, ont procuré un
» amendement considérable dans leur état.

Dartres.

» Trois jeunes gens avoient le corps cou-
» vert de dartres du plus mauvais caractère.
» Ils ont pris les eaux minérales factices de
» Barèges, tant en boissons qu'en bains et en
» douches. Ils paroissent guéris dans le mo-
» ment actuel, et ils ont repris cet embon-
» point et cette fraîcheur de coloris qui sont
» sans contredit une preuve de santé. (Mes-
» sieurs Archbold et Boutin, *médecins.*)

Obstructions.

» Mme. D*** de C*** avoit une tumeur con-
» sidérable dans le bas ventre. Elle a pris,
» du 25 Août au 14 Septembre, vingt bains
» et douches d'eau de Barèges, de 30 à 35
» degrés de chaleur. La tumeur a considéra-

» blément perdu de son volume, et la ma-
» lade se trouve très-soulagée.

» Mme. V***, âgée de vingt-six ans, souffroit
» d'une douleur aiguë de la rate. Elle a été
» fort soulagée par dix bains et douches d'eaux
» de Barèges, pris de 30 à 35 degrés de cha-
» leur. (M. Grassi, *médecin.*)

Foiblesses des membres, difficultés de mou-
vements, suites de fractures, de chutes ou
de coups violents.

» Mme. B*** se fractura la jambe et la cuisse,
» il y a environ dix-huit mois. Les os n'ayant
» pas été parfaitement réduits, il en est ré-
» sulté un raccourcissement considérable de la
» cuisse, accident irrémédiable ; les articula-
» tions du genou et celle de la jambe avec
» le pied étoient très-gonflées, et dans un
» état de roideur tel, qu'elles n'étoient pas
» plus mobiles que si elles eussent été an-
» kilosées. Vingt bains et douches d'eaux de
» Barèges, de 30 à 35 degrés de chaleur, lui
» ont procuré de la force et rendu le mou-
» vement de ces articulations : elle ne pou-
» voit marcher qu'avec des potences, une sim-
» ple béquille lui suffit aujourd'hui. (M. Du-
» puy, *médecin.*)

» Ce petit nombre d'observations suffit pour
» vous donner l'idée des effets que ces eaux
» produisent. Maintenant, si quelqu'un est
» curieux de les examiner plus en détail, et
» d'en connoître d'autres qui, pour être moins
» éclatantes, ne doivent pas pour cela être
» dédaignées de l'observateur, il pourra se
» satisfaire en parcourant le journal que votre
» commission rédige, et qui sera déposé entre
» les mains de M. le Directeur, pour que
» ceux d'entre vous qui auront intérêt à le
» consulter, puissent le faire quand bon leur
» semblera.

» Telles sont, Messieurs, les mesures prises
» pour répondre à votre attente. Il n'a sans
» doute été possible de rapporter qu'un petit
» nombre de faits, nous vous en avons déjà
» dit la cause; cet établissement ayant été
» très-peu de temps en activité, parce que la
» mauvaise saison est venue interrompre ses
» opérations, quand il y avoit à peine deux
» mois qu'elles étoient commencées; et ce-
» pendant il est plusieurs de ces faits qui pa-
» roissent aussi concluants que les cures les
» plus marquantes observées dans les établis-
» sements du même genre qui existent déjà

» depuis plusieurs années à Paris, Lyon, Ge-
» nève et Londres.

» Fidèles au plan que nous venons de vous
» communiquer, nous persisterons dans cet
» esprit d'observation qui conduit à l'examen
» des choses; sans prévention comme sans
» enthousiasme, nous recueillerons avec exac-
» titude tous les résultats. Toujours zélés scru-
» tateurs du vrai, nous n'admettrons comme
» preuves, que les faits bien constatés, et nous
» laisserons au temps et à l'expérience, ces
» deux pierres de touche de toutes les in-
» ventions humaines, le soin de faire juste-
» ment apprécier ce nouveau moyen de traiter
» les maladies.

» Fait et arrêté par la commission spéciale
» de la société de médecine, chargée de cons-
» tater les effets des eaux minérales factices
» de MM. Triayre et Jurine, à Bordeaux,
» le 15 Janvier 1810. »

*Signé à l'original par les membres de la
commission,* Lamothe, *médecin docteur;*
Lapeyre, *chirurgien;* Capelle, *docteur
médecin;* Doumeng, *médecin docteur;*
Dupouy; J. B. Guérin; Dupuy, *docteur
médecin, rapporteur.*

» La société de médecine, après avoir en-
» tendu le rapport de la commission chargée
» de constater les effets des eaux minérales
» factices, l'a approuvé et en a permis l'im-
» pression. »

Signé J. M. CAILLAU, *secrétaire général.*

J'ai pressé, accumulé les preuves pour démontrer, de la manière la plus évidente,
l'utilité de l'établissement de MM. Triayre et
Jurine, l'efficacité des eaux minérales factices,
et les bienfaits que les médecins peuvent en
attendre dans un grand nombre de maladies:
l'expérience, cette règle sûre et invariable,
s'est expliquée à cet égard par la bouche des
hommes instruits et de bonne foi. Les accents
tumultueux des préjugés, de la prévention et
de l'ignorance, s'évanouiront, nous osons du
moins l'espérer, devant les arrêts de la raison,
de la sagesse, de la médecine pratique et de
la chimie.

TROISIÈME PARTIE.

Catalogue des eaux minérales factices qui se trouvent dans l'établissement de MM. Triayre et Jurine, formé à Bordeaux, rue Ségur, n°. 4, au ci-devant couvent des Ursulines, avec l'indication de leurs propriétés physiques, chimiques et médicinales (1).

1°. Aix en Savoie.

Cette ville, située au pied de la montagne appelée *Mont-Revel*, est à deux lieues de Chambéri, département du Mont-Blanc. Ses eaux ont été analysées par *Monnet*.

---

(1) On préparera dans cet établissement toutes les eaux minérales possibles qu'on désirera; mais on se borne habituellement à la fabrication de celles qui sont usitées dans ce pays, et surtout celles fournies par l'ancienne Aquitaine.

Principes constituants. $=$ 20 onces eau commune. — $\frac{1}{3}$ volume hydrogène sulfuré (1); — 20 grains carbonate de soude; — 9 grains muriate de soude.

---

(1) Les analyses qui suivent étant établies d'après la nouvelle nomenclature chimique, on croit devoir présenter le tableau comparé des anciennes et nouvelles dénominations des substances qui entrent dans la composition des eaux.

Nouvelles dénominations.	*Anciennes dénominations.*
Sulfate de soude............	Sel de Glauber.
Sulfate de magnésie.........	Sel d'Epsom.
Sulfate d'alumine..........	Alun.
Sulfate de fer..............	Vitriol de Mars.
Sulfate de chaux...........	Sélénite.
Muriate de soude...........	Sel marin.
Carbonate de soude........	Alkali minéral.
Carbonate de fer...........	Safran de Mars.
Carbonate de potasse.......	Soude ou potasse purifiée.
Carbonate de chaux........	Craie.
Acide carbonique...........	Gaz méphitique.
Gaz hydrogène.............	Air inflammable.
Gaz oxigène...............	Air vital ou déphlogistiqué.
Gaz hydrosulfuré..........	Gaz hépatique.

On observera que toutes les substances imprimées en lettres italiques, ayant été reconnues nuisibles par les membres de l'institut national et de la société de médecine de Paris, on les a supprimées dans les eaux fabriquées, quoiqu'elles existent dans les eaux de sources.

Propriétés physiques. = Odeur sulfureuse, saveur désagréable, chaleur de 52 à 54 degrés du thermomètre de Réaumur.

Propriétés médicinales. = Les eaux d'Aix sont efficaces dans le traitement des maladies de la peau, dans la roideur des articulations, la paralysie, et les douleurs des anciennes blessures.

2°. *Aix-la-Chapelle.*

Cette ville est une des plus considérables du département de la Roër.

Principes constituants. = Semblables à ceux d'Aix en Savoie.

Propriétés physiques. = Odeur sulfureuse, saveur légérement salée et alkaline, tempéra-ture entre le 30e. et le 60e. degré du ther-momètre de Réaumur (1).

Propriétés médicinales. = D'après des ob-servations faites par de bons praticiens, ces eaux ont produit de très-heureux effets dans le traitement des dartres et autres maladies de la peau, la roideur des membres, les en-gorgements lymphatiques et scrophuleux, les douleurs à la suite de plaies d'armes à feu, la paralysie ; on les donne aussi à l'intérieur

_____

(1) Ou de 36 à 75 + 0 thermomètre centigrade.

dans la dyspepsie, la chlorose (ou pâles couleurs), les maladies catarrhales chroniques.

3°. *Arles.*

Ce village est situé sur le Teck, à une lieue d'Arles, département des Pyrénées orientales.

Avant de donner les principes constituants de cette eau, nous attendrons que quelque chimiste habile en ait donné une analyse plus exacte que celle que nous connoissons.

Propriétés physiques. = Odeur sulfureuse, saveur désagréable, température de 40 à 63 degrés + o du thermomètre centigrade.

Propriétés chimiques. = Elles ne contiennent aucun sel, et dégagent du gaz hydrogène sulfuré.

Propriétés médicinales. = Les eaux d'Arles sont utiles dans les rhumatismes chroniques, douleurs articulaires et goutteuses, les anciennes plaies d'armes à feu, la paralysie, les maladies accompagnées d'atonie. Le savant Peyrilhe les a reconnues nuisibles dans le rhumatisme phlegmoneux accompagné de sécheresse, de chaleur et d'âcreté (1). Il y a à Arles un

(1) Tableau méthodique d'un cours d'histoire naturelle médicale, pag. 504. Voy. aussi *la Fontaine minérale d'Arles*, par Seguin, 1681, et *l'Histoire naturelle de la Provence*, par M. Darluc, 1782, tom. Ier., pag. 277.

hospice militaire pour les armées des Pyrénées orientales.

Ces eaux ont été analysées par *Carrère*.

4°. *Bagnères de Bigorre*.

Cette petite ville est située dans la vallée
de Campan, sur l'Adour, à quatre lieues de
Barèges et de Tarbes, département des Hautes
Pyrénées.

Il y a un très-grand nombre de sources,
parmi lesquelles on distingue celle d'Artigue-
Longue, qu'on désigne sous le nom *d'eaux
minérales de Pinac*, du nom du médecin qui
les dirige, et qui a fait sur leurs vertus des
recherches très-intéressantes.

Principes constituants. = Eau commune,
20 onces; — 6 grains sulfate de magnésie, —
2 grains muriate de magnésie.

Propriétés physiques. = Saveur piquante et
saline, température variant entre le 35ᵉ. et
le 58ᵉ. centigrade + o.

Propriétés médicinales.=Depuis long-temps
ces eaux sont très-fréquentées, et jouissent
d'une réputation justement méritée. On en
a obtenu de très-grands succès, selon le célèbre Bordeu', dans le relâchement des pou-
mons, les obstructions des viscères abdomi-

naux, la suppression des règles ou du flux hé-morrhoïdal, la jaunisse et quelques affections de poitrine, surtout celles qui sont du genre des pituiteuses (1).

5°. *Bagnères de Luchon* (2).

Cette petite ville faisoit partie du ci-devant Haut Cominges, dans la vallée de Luchon,

---

(1) On peut consulter sur ces eaux : 1°. *Lettres conte-nant des essais sur les eaux minérales du Béarn, etc.,* par Bordeu; Toulouse, 1748; 2°. *Observations de phy-sique et d'histoire naturelle, sur les eaux minérales de Dax, de Bagnères, de Barèges, etc.,* par M. de Secondat; Paris, 1750; 3°. *Eaux minérales de Bagnè-res,* par Salaignac ; Paris, 1752. Je ne parle ici de cet ouvrage que pour rapporter une idée fort sin-gulière de cet auteur : il raconte que le dieu Mars, combattant au siége de Troie, sous l'habit d'un Troyen, fut blessé par Diomède, et qu'il trouva sa guérison aux eaux de Bagnères. Le séjour de ce dieu y attira plusieurs habitants de l'olympe, parmi lesquels Hébé fut guérie d'une suppression de règles, par les eaux d'Artigue-Longue. On trouve, dans le même écrit, une description de la guerre des géants, après laquelle Vé-nus, Hebé et leurs enfants, s'étant retirés sur les Pyrénées, y fondèrent la ville de Bagnères. 4°. *Aqui-taniæ minerales aquæ,* par Bordeu; Paris, 1754; 5°. *Observations sur les eaux minérales de Bagnères de Bigorre,* par M. Campmartin, 1772.

(2) On peut consulter sur ce sujet : 1°. *Mémoire sur les eaux minérales et sur les bains de Bagnères de*

département des Hautes Pyrénées, à vingt-une lieues de Toulouse et deux de la frontière d'Espagne.

Les eaux minérales sont à une petite distance, au pied d'une montagne qui est au couchant. On n'y compte plus aujourd'hui que sept sources : *la grotte ancienne* ou *de l'hôpital, la salle, la douce, la source des Romains, la blanche, la source de la reine, et la froide.*

Principes constituants. = 20 onces eau commune ; — $\frac{1}{3}$ volume hydrogène sulfuré ; — 3 grains carbonate de soude ; — $\frac{1}{2}$ grain muriate de soude.

Propriétés physiques. = Elles ont une odeur

Luchon, par M. Campardon, (*Journal de médecine,* 1763) ; 2°. *Analyse des eaux de Bagnères de Luchon,* par MM. Richard et Bayen, insérée dans les observations de méd. des hôpit. milit. , tom. II, pag. 642 ; 3°. *Exposition des principes et des propriétés des eaux minérales,* par Raulin ; Paris, 1775 ; 4°. *Recherches sur les maladies chroniques, leurs rapports avec les maladies aiguës, leurs périodes, leur nature, et sur la manière dont on les traite aux eaux minérales de Barèges, et des autres sources de l'Aquitaine,* par Théoph. Bordeu; Paris, 1768 ; ouvrage plein de génie, de vues judicieuses, et qui démontre, de la manière la plus évidente, l'utilité des eaux minérales dans un grand nombre de maladies.

sulfureuse, verdissent le sirop de violette, noircissent sur le champ les pièces d'argent qu'on y plonge, température de 30 à 62 degrés du thermomètre centigrade.

Le célèbre Bayen fut chargé par le gouvernement, en 1766, de faire l'analyse des eaux de Bagnères de Luchon. Il ne fixa son attention que sur quelques-unes de ces sources. Les différentes recherches qu'il fit le conduisirent à conclure que ces eaux étoient minéralisées par le sulfure de soude. Il y trouva en outre du sulfate, du muriate et du carbonate de soude, une matière bitumineuse et une terre vitrifiable. Cette analyse exacte pour le temps, a été rectifiée par M. Save, pharmacien à St. Plantard. Il a prouvé que le minéralisateur de ces eaux étoit le gaz hydrogène sulfuré, et non point le sulfure de soude. Cette opinion est fondée sur des expériences pleines de sagacité. Bayen s'étoit occupé des deux sources d'eau froide, et M. Save a également fait voir qu'elles ne contenoient point du gaz hydrogène sulfuré, et qu'on devoit les placer parmi les eaux salines (1).

Propriétés médicinales. == Ces eaux sont de-

---

(1) Voy. Alibert, *loc. cit.*, pag. 685.

puis long-temps renommées. M. Campardon
vante, avec juste raison, leur efficacité dans
un grand nombre de maladies internes et externes. Il rapporte quatre-vingt-six observations pratiques sur l'effet de ces eaux dans
différentes maladies, comme les dartres, les
douleurs des tendons et des ligaments à la
suite des luxations et des fractures, les con-
gestions lymphatiques, les douleurs à la suite
des plaies d'armes à feu, la paralysie, le rhumatisme, l'asthme, la toux, les maladies de
l'estomac, les obstructions des viscères abdominaux, les affections néphrétiques, hémor-
roïdales, la chlorose, la suppression des règles, le bourdonnement d'oreilles, et la dureté
de l'ouïe. L'immortel Bordeu a également
vanté les eaux de Bagnères, dans son ouvrage
si intéressant sur les maladies chroniques, et
le journal qu'il faisoit tous les ans sur les effets de ces eaux.

6°. Balaruc (1).

Ce bourg est situé près de la grande route

_____

(1) On peut consulter à ce sujet, 1°. Nic. Dortoman,
de causis et affectibus thermarum Belilucanensium,
libri duo; Lugd., 1579; 2°. Utrum absolutâ vulnerum
suppuratione, ad promovendam cicatricem præstent

de Montpellier à Narbonne, sur l'étang de Tau, à trois quarts de lieue de Frontignan, et à quatre lieues de Montpellier, département de l'Hérault.

Il y a plusieurs bains ; *le bain de la source, de l'hôpital, de la cure* ou *tempéré, de vapeur* ou *étuve*; il y a encore un bassin où l'on prend l'eau pour la boisson.

Principes constituants. = 20 onces eau commune ; — 3 grains carbonate de soude ; — 2 grains ¹/₂ sulfate de soude ; — 2 grains muriate de soude ; — 3 grains *sulfate de chaux*; —

---

detergentia salina aquœa sarcoticis aliis medicamentis ; Monsp., 1707 ; par P. Chirac ; 3°. *Petri Guisard questiones medicœ duodecim* ; Monsp., 1732 ; 4°. *Jacobi Farjon questiones medicœ duodecim* ; Monsp., 1749 ; 5°. *Observations sur les eaux de Balaruc,* par M. Leroy, 1752 ; 6°. *Observations sur les maladies qui ont régné dans l'Hôtel-Dieu de Montpellier, en* 1763, par M. Fournié, (observ. de méd. des hôp. mil., tom. Iᵉʳ., pag. 21). Une de ces observations est relative à la guérison d'une maladie singulière, par les eaux de Balaruc ; c'étoit une petite rupture de l'urètre et de l'intestin rectum, survenue dans un accouchement laborieux, et qui laissoit passer l'urine et les vents dans le vagin. La malade fut guérie par les eaux de Balaruc en injections et en embrocations ; 7°. *Traité des eaux minérales de Balaruc,* par M. Pouzaire ; Montp., 1771.

2 grains *carbonate de chaux;* — 1 fois ½ le volume acide carbonique.

Propriétés physiques. = Saveur salée et piquante, température de 50 à 51 centigrade +o.

Propriétés médicinales. = Chirac a préconisé les eaux de Balaruc, dans le traitement des plaies après leur suppuration ; Guisard les présente comme utiles dans la dyspepsie ; Farjon en conseille l'usage dans la paralysie et le rhumatisme ; selon MM. Leroy et Pouzaire, elles sont purgatives, diurétiques et puissamment emménagogues. L'expérience a confirmé ce qui est avancé par ces praticiens distingués.

7°. Barèges.

Ce village est situé dans la vallée du même nom, département des Hautes Pyrénées.

Ses sources thermales sont au nombre de trois, distinguées par les noms de *chaude, tempérée* et *tiède.*

Principes constituants. = 20 onces eau commune ; — 1 fois ½ le volume gaz hydrogène sulfuré ; — 12 grains carbonate de soude ; — 5 grains sulfate de soude ; — 7 grains muriate de soude ; — 1 grain huile de pétrole.

Propriétés physiques. = Odeur fétide, sa-

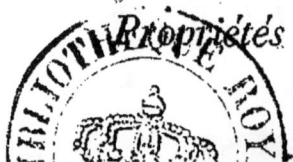

veur nauséabonde, aspect onctueux, température de 41 à 56 centigrade + o (1).

Propriétés médicinales. == La célébrité des
eaux de Barèges remonte à la plus haute antiquité, et leurs propriétés thérapeutiques ont fait
l'objet des recherches d'un très-grand nombre
de médecins ; mais c'est surtout Bordeu qui a
répandu beaucoup de clarté sur l'administration de ces eaux. Elles produisent une excita-
tion marquée dans toute l'organisation, et dé-
terminent spécialement des mouvements cri-
tiques du centre à la circonférence. Cette action particulière sur le système dermoïde, les
a fait préconiser contre les maladies cutanées ;
on les a aussi administrées contre les maladies
vénériennes, les affections catarrhales chroniques, l'asthme humide, les scrophules, les
maladies laiteuses, les suppressions menstruel-
les, les engorgements du vagin et de l'utérus
et des viscères abdominaux, les diarrhées sé-
reuses, les rétractions des muscles, des tendons, des ligaments; elles cicatrisent les anciens ulcères et les plaies d'armes à feu (2).

---

(1) Voyez Alibert, *loc. cit.*, pag. 681.

(2) Sur les eaux de Barèges, voyez, 1°. *De la pierre
des reins et de la vessie, etc.*, par Desault, médecin

8°. Bonnes.

Les eaux Bonnes, appelées dans le pays *Aigues-Bonnes,* sont dans un village près de la vallée d'Ossau, département des Basses Pyrénées, au bas de la montagne de Cosme.

Propriétés physiques. = Claires, limpides, odeur sulfureuse, température de 26 à 37 + 0 du thermomètre centigrade.

Propriétés chimiques. = Elles contiennent à peu près les mêmes principes que les eaux de Barèges.

Propriétés médicinales. = Dans ses lettres sur les eaux minérales du Béarn, Bordeu les dit utiles dans les vieilles plaies, les vieux ulcères extérieurs, les fistules, la leucorrhée ou flueurs blanches, les dyssenteries opiniâtres, la phthisie pulmonaire, les palpitations de cœur, les vertiges, la surdité, la paralysie; d'autres médecins les ont justement recom-

---

à Bordeaux, 1736; ouvrage rempli de bonnes observations et de vues très-ingénieuses : j'ai publié en l'an 9 une notice sur la vie et les écrits de ce praticien; 2°. *Examen des eaux minérales de Barèges,* par M. Lemonier, 1747; 3°. *Lettres sur les eaux minérales du Béarn,* par Bordeu, 1746; 4°. *Observations sur les eaux de Barèges,* par M. Campmartin, 1768.

mandées dans les affections chroniques des viscères abdominaux, les maladies cutanées, et
principalement dans les affections commen-
çantes de poitrine, suite de catarrhes négli-
gés (1).

9°. *Bourbonne.*

C'est une petite ville de l'ancienne géné-
ralité de Châlons, dans le fond d'un vallon
arrosé par le ruisseau de *Borne*, à sept lieues
de Langres, département de la Haute Marne,
et à soixante-huit lieues de Paris.

Les bains de Bourbonne remontent à une
grande antiquité : il y a aujourd'hui *la fontaine*, *l'ancien puits des Romains*, et huit petits bassins pour les bains.

Principes constituants. = 20 onces eau
commune; — 2 fois le volume acide carbonique; — 29 grains muriate de soude; — 4 grains
sulfate de magnésie; — 2 grains *sulfate de
chaux*; — 1/3 grain carbonate de fer.

Propriétés physiques. = Saveur salée, odeur
légèrement sulfureuse, de la vase adhérante

_____

(1) Les ouvrages de Bordeu que nous avons déjà
cité plusieurs fois, renferment des détails intéressants
et des observations précieuses sur les eaux Bonnes.

aux parois des bassins, température variant entre 46 à 69 centigrade + 0.

Propriétés médicinales. == Dès 1590, ces bains étoient employés contre diverses maladies, comme on le voit par *le traité des bains de Bourbonne,* par Thibault. Nicolas Juy les regarde comme fondantes, apéritives, laxatives, diaphorétiques ; il les conseille intérieurement dans les obstructions ; les maux de poitrine venant de *cause froide,* la dyspepsie, les coliques, la néphralgie, le calcul, la strangurie, la jaunisse, les flueurs blanches, et extérieurement dans le rhumatisme, la paralysie, la sciatique, les plaies d'armes à feu. Antoine Duport les recommande dans les maux des yeux et des oreilles, les écrouelles, l'asthme, la palpitation du cœur, la suppression des règles, les dartres, les ulcères externes. M. Juvet assure avoir guéri des fièvres quartes par l'usage de ces eaux. M. Chevalier les a trouvées utiles dans les affections hystériques et hypocondriaques, les obstructions des viscères (1).

_____

(1) Voyez, 1°. *Examen des eaux de Bourbonne,* par M. Geofroy, 1700 ; 2°. *Traité des propriétés des eaux, boues et bains de Bourbonne,* par M. Juy, 1728 ; 3°. *Traité des eaux minérales de Bourbonne,* par

10°. *Bussang.*

Ce village est dans les montagnes des Vosges, à sept lieues de Remiremont et dix de Plombières, près des sources de la Moselle.

Les habitants donnent à ces eaux le nom de *salmades.* Elles sont froides.

Principes constituans. == 20 onces eau commune ; — 3 fois le volume acide carbonique ; — 6 grains carbonate de soude ; — $\frac{1}{3}$ grain carbonate de fer.

Propriétés physiques. == Analogie des caractères de ces eaux avec ceux de toutes les acidules ferrugineuses froides, par leur couleur, leur saveur, etc.

Propriétés médicinales. == Payen les a présentées comme rafraîchissantes, délayantes, tempérantes, apéritives, et trouvées utiles dans les obstructions des viscères abdominaux, les affections hypocondriaques et hystériques, quelquefois dans l'ascite commençante. Didelot, Nicolas et quelques autres praticiens, les ont recommandées à juste titre comme excellent tonique, dont l'emploi est surtout utile

---

M. Baudry, 1756 ; 4°. *Mémoire sur les effets des mêmes eaux*, par M. Chevalier, 1770 ; 5°. *Mémoire sur le même sujet*, par M. Monjin de Montrot, 1774.

dans les catarrhes chroniques de la vessie , dans les affections calculeuses de ce viscère , la langueur des forces digestives , les flux dyssentériques chroniques, les leucorrhées ou pertes blanches (1).

11°. *Cambo.*

Ce gros bourg, divisé en deux par la rivière de Nive , à trois lieues de Bayonne , département des Basses Pyrénées , a trois sources , dont deux sont chaudes et l'autre froide.

Principes constituants. = Voyez la note à l'article *Arles,* pag. 94.

Propriétés physiques. = La température des deux sources chaudes ne va pas au-delà de 21 degrés du thermomètre centigrade; pour les caractères, analogie avec les eaux sulfureuses.

Propriétés chimiques. = Le docteur Raulin s'est occupé de l'analyse des eaux de Cambo; mais l'autorité de ce médecin, d'ailleurs ins-

---

(1) Voyez, 1°. *Traité des eaux minérales de Bussang,* par Bacher, 1758; 2°. *Essai analytique sur les mêmes eaux,* par Jean Lemaire, 1750; 3°. *Mémoire chimique et médicinal, sur les principes et les vertus des eaux de Contrexeville,* par Thouvenel, 1774; 4°. *Dissertation chimique sur les eaux minérales de la Lorraine,* par Nicolas, 1778.

truit, n'en est pas une en chimie. Le fameux
Bordeu en a également parlé ; mais il seroit
nécessaire de reprendre aujourd'hui ce travail (1). Ils y avoient trouvé du soufre, quelques sels, une matière alkaline qui est sans
doute la soude, et un esprit éthéré, qui n'est
autre chose que du gaz hydrogène sulfuré. La
source froide est absolument ferrugineuse.

Propriétés médicinales. = Le docteur Bordeu a reconnu aux eaux de Cambo, la puissance de favoriser les déjections alvines ; il les
dit utiles pour fortifier les solides, détruire
les épaississements et les obstructions abdominaux qui ne sont point inflammatoires, pour
augmenter les sécrétions de l'urine et du système exhalant. Le docteur Laborde, médecin
à Bayonne, les regarde comme stimulantes,
fondantes, très-purgatives, diaphorétiques,
diurétiques : il a trouvé du fer dans la source
froide, et il y attribue les propriétés ordinaires
des eaux ferrugineuses : en cela, il s'accorde
très-bien avec le savant Bordeu et l'expérience
quotidienne (2).

_____

(1) Voyez Alibert, *loc. cit.*, tom. II, pag. 686.

(2) Voyez, 1°. les ouvrages de Bordeu déjà cités ;
2°. *Essai sur les eaux de Cambo et de Villefranche,*
par M. Laborde, 1766.

12°. *Cransac ou Carensac.*

C'est un bourg de l'ancienne sénéchaussée de Villefranche, à une lieue de la rive gauche du Lot, cinq lieues de Villefranche et six de Rhodez, département de l'Aveyron.

Il y a deux sources, distinguées par la dénomination de *vieille* et de *nouvelle.*

Principes constituants. = Voyez la note à l'article *Arles,* page 94.

Propriétés physiques. = Ces eaux sont froides, limpides; elles ont une saveur ferrugineuse et un peu salée.

Propriétés chimiques. = Le sulfate de fer de magnésie et d'alumine, sont les principes minéralisateurs des eaux de Cransac.

Propriétés médicinales. = Le docteur Disès conseille extérieurement ces eaux dans les maladies dépendantes d'*humeurs froides,* la paralysie, les douleurs vagues, l'atrophie, la foiblesse des membres, la goutte et la sciatique; et intérieurement dans les obstructions, la dyspepsie, la douleur et la chaleur des reins, les coliques bilieuses et néphrétiques, la chlorose, le suppression des règles, les gonorrhées invétérées. Laservole les vante dans les mêmes affections et les maladies de la peau. Des mé-

decins plus modernes en ont recommandé l'u-
sage avec le plus grand succès contre l'aménor-
rhée accompagnée d'un état de langueur, les
fièvres quartes, le vice herpétique ou dartreux
invétéré (1).

13°. *Cauterets.*

Ce village est situé dans la vallée de Lave-
dan, à sept lieues de Barèges, département
des Basses Pyrénées.

Il y a neuf sources ; *la Rallière,* qui est la
plus fréquentée ; *la fontaine du pré* ou *la
Courbère, la Bayard, le mauvais trou, des
œufs* et *du bois.*

Principes constituants. == 20 onces eau
commune ; — $\frac{1}{3}$ volume hydrogène sulfuré ;
— 3 grains carbonate de soude ; — $\frac{1}{2}$ grain
muriate de soude.

Propriétés physiques. == Odeur d'œufs pour-
ris, saveur sulfureuse, température de 22 à
65 degrés + o du thermomètre centigrade.

Propriétés médicinales. == Le docteur Borie

---

(1) Voyez, 1°. *Les vertus et analyse des eaux minérales de Cransac,* par Disès, 1686 ; 2°. *Examen de
l'eau minérale de Carensac,* par Lemery, 1705; 3°. *Lettre sur les eaux minérales de Cransac,* par M. de Laservole, 1772.

a trouvé à ces eaux employées extérieurement, une vertu détersive, tonique et résolutive ; et intérieurement, des propriétés adoucissantes, incisives et apéritives. Humbert, Bordeu et Thierry en ont célébré l'usage dans la phthisie pulmonaire, lorsque le mode inflammatoire ne domine pas trop, et surtout dans la phthisie catarrhale, les vomissements nerveux. Ce dernier médecin a recommandé spécialement à ce sujet les eaux de *la Rallière* et *de Bayard:* on peut aussi les administrer dans les affections chroniques des viscères abdominaux, les maladies cutanées, les blessures anciennes et les cicatrices (1).

14°. *Louéche* ou *Leuck.*

Cette petite ville du Valais, est sur la rive droite du Rhône, à six lieues de Sion.

Principes constituants. == Sulfureuse simple, en attendant une analyse exacte.

(1) Voyez, 1°. *An phthisi pulmonari ultimum gradum nondùm assecutœ aquœ Cauterienses?* par Humbert, 1746; 2°. *Lettres sur les eaux minérales du Béarn,* par Bordeu, 1746; 3°. *Lettre à M*** ou voyage fait à Barèges, à Cauterets, etc.,* par Thierry; 4°. *Observations sur les eaux de Cauterets,* par Laplanche, (hist. de la soc. royale de méd., tom. Ier., pag. 536).

Propriétés physiques. == Odeur d'œufs cou-
vis. Ces eaux dorent les pièces d'argent qu'on
y laisse séjourner ; leur températnre est de
44 à 51 centigrade + o.

Propriétés chimiques. == Elles sont minéralisées par le gaz hydrogène sulfuré ; elles contiennent aussi du carbonate de soude, du sulfate de soude et du muriate de soude.

Propriétés médicinales. == A l'intérieur, ces
eaux sont utiles pour combattre les engorgements des viscères du bas ventre, les conges-
tions lymphatiques de nature scrophuleuse ; à
l'extérieur, contre la gale, les dartres, les
dépôts de rache et autres maladies de la peau ;
elles sont aussi connues par leurs succès contre les suites fâcheuses des plaies anciennes, les
douleurs rhumatismales ou arthritiques, les
engorgements des articulations et la paralysie (1).

15°. *Miers.*

Ce village est situé près de la Dordogne, à
neuf lieues de Cahors, département du Lot.

Les eaux de Miers sont appelées eaux de
Salmière.

_____

(1) Voyez le mém. de M. Hanin, naturaliste distingué, qui a visité ces eaux en observateur judicieux et
attentif.

Principes constituants. = Voyez l'article *Arles*, page 94.

Propriétés physiques. = Odeur légérement sulfureuse, saveur salée. Ces eaux sont froides.

Propriétés chimiques. = Elles contiennent du muriate de soude, du sulfate de magnésie et d'alumine, du nitrate de potasse et du soufre.

Propriétés médicinales. = Le docteur Fabri les a reconnues laxatives, désobstruantes, diurétiques, utiles dans des cas de colique invétérée et de colique néphrétique. Dans le dictionnaire hydrologique de la France, on les présente comme rafraîchissantes, purgatives, et avantageuses dans les engorgements des viscères abdominaux, les embarras des voies urinaires, les affections hystériques et hypocondriaques, les fièvres intermittentes rebelles, les flueurs blanches (1).

16°. *Mont-d'Or.*

C'est une montagne très-élevée, dans un village appelé *Bain*, à huit lieues de Clermont, département du Puy de Dôme.

---

(1) Voyez, 1°. *l'Admirable vertu des eaux et fontaines du pays de Quercy, au lieu de Miers*, par Fabry; Toulouse, 1624; 2°. *Dictionn. minér. et hydrol. de la France*, 1722, tom. II, pag. 275.

Il y a trois sources chaudes ; le *petit bain* ou *bain de César*, *le bain de la Magdeleine* et *le bain des chevaux* ; on y trouve aussi deux autres sources acidules , mais froides.

Principes constituants. = 20 onces eau commune ; — 3 fois le volume acide carbonique ; — 48 grains carbonate de soude ; — 24 grains muriate de soude ; — 1 grain sulfate de fer.

Propriétés physiques. = Transparence et limpidité de ces eaux, saveur aigrelette et vineuse, à laquelle succède un goût fade et désagréable ; température de 44 à 46 centig. + o.

Propriétés médicinales. = Un grand nombre de médecins ont préconisé les eaux du Mont-d'Or. Trichard, en 1699, vantoit leurs effets dans l'usage intérieur et extérieur ; il les présentoit , dit Carrère (1), comme un remède à toutes les infirmités. Par leur moyen , on redresse les boiteux, on rend la vue aux aveugles, l'ouïe aux sourds, la parole aux muets. Il faut beaucoup rabattre de ces prétentions emphatiques, et les réduire aux faits prouvés par l'expérience. On emploie les bains des eaux du Mont-d'Or avec succès contre les roideurs des articulations, les douleurs arthri-

_____

(1) Catal.. des ouvrag. sur les eaux minérales, p. 120.

tiques, les rhumatismes chroniques, la paralysie des membres; à l'intérieur, elles sont
très-utiles dans la foiblesse des organes digestifs; et les praticiens en ont retiré quelquefois de très-grands avantages dans les catarrhes
pulmonaires chroniques, et la phthisie pulmonaire commençante, surtout chez les sujets
pituiteux (1).

17°. *Passy*.

Ce village est aux portes de Paris, sur la
rive droite de la Seine.

Principes constituants. == 20 onces eau commune; — 36 grains sulfate de magnésie; —
8 grains sulfate de fer; — 2 fois ½ le volume
acide carbonique.

Pour la faire forte, sur 20 onces d'eau commune, on met : sulfate de magnésie, 100
grains; sulfate de fer, 10 grains; acide carbonique, 4 fois le volume.

Propriétés physiques. == Ces eaux sont claires, limpides et froides; saveur ferrugineuse,
douceâtre.

---

(1) Consultez, 1°. *Examen des eaux du Mont-d'Or*,
par Chomel, 1702; 2°. *De aquis Montis Aurei*, thèse
soutenue par M. Masmorel, sous la présidence de Venel, 1768.

Propriétés médicinales. = Elles sont recommandées dans l'atonie des voies digestives, la chlorose, les hémorrhagies passives, les affections scorbutiques, les engorgements des viscères abdominaux. Venel et Bayen les ont beaucoup recommandées, avec juste raison, contre le flux opiniâtre, et les anciens écoulements à la suite des gonorrhées (1).

18°. *Plombières.*

C'est un bourg situé à l'extrémité de la Lorraine, enfoncé entre deux hautes montagnes et des rochers, à deux lieues de Remiremont, à dix-sept de Nancy, département des Vosges.

Quelques-unes de ces eaux sont savonneuses, d'autres ferrugineuses, et d'autres sulfureuses.

Principes constituants. = 20 onces eau commune ; — 1 fois $\frac{1}{2}$ le volume acide carboni-

(1) Consultez, 1°. *Nouvel examen des eaux de Passy*, par Geoffroy le cadet, 1724 ; 2°. *Analyse des eaux de Passy*, par Cautwel, 1755 ; 3°. *Examen chimique d'une eau minérale nouvellement découverte à Passy, dans la maison de madame Calsabigi*, par Venel et Bayen, 1755 ; 4°. *Observations de M. Cadet, sur les mêmes eaux*, 1756 ; 5°. *Analyse des mêmes eaux*, par Rouelle et Cadet, 1757 ; 6°. *Traité des eaux minérales*, par Monnet, 1768 ; 7°. *Analyse des eaux de Passy*, par M. Planche, pharmacien à Paris.

que; — 3 grains carbonate de soude; — 2 grains
$\frac{1}{3}$ sulfate de soude; — 2 grains muriate de
soude; — 3 grains *sulfate de chaux*; — 2 grains
carbonate de chaux.

Propriétés physiques. ═ Incolores, saveur
presque nulle, odeur sulfureuse, aspect onctueux, attribué par Vauquelin à la gélatine
animale qu'elles renferment; température variant depuis 56 centigr. +0, jusqu'à 74 centig.

Propriétés médicinales. ═ Les médecins en
ont retiré de grands avantages dans les obstructions des viscères, dans les flux chroniques de l'utérus, dans quelques hémophty-
sies, dans les affections psoriques : elles sont
très-convenables pour assouplir la peau et appaiser les irritations dont elle est atteinte (1).

19°. *Pyrmont.*

Il est situé dans le royaume de Westphalie,
près du Weser.

---

(1) Consultez, 1°. *Guintherii Andernaci, de balneis
aquis medicatis*, 1565 ; 2°. *Analyse des eaux minérales de Plombières*, par Malouin, 1746 ; 3°. *Dissertation chimique sur les eaux minérales de la Lorraine*,
par Nicolas, 1778 ; 4°. et surtout l'excellent mémoire
de M. Vauquelin, l'un des plus habiles chimistes de
France, sur ces mêmes eaux.

C'est là qu'on voit la fameuse caverne dite *vaporeuse,* qui a une grande analogie avec la grotte *du chien.* Pyrmont a plusieurs sources.

Principes constituants. == 20 onces eau commune ; — 5 fois le volume acide carbonique ; — 2 grains muriate de soude ; — 12 grains carbonate de magnésie ; — 8 grains sulfate de magnésie ; — 1 grain carbonate de fer.

Propriétés physiques. == Les eaux qui s'écoulent de la fontaine principale , sont limpides ; leur température est au 10e. degré du thermomètre de Réaumur ; la source dite *bouillonnante* est moins claire ; les eaux de la *nouvelle source* ont une saveur très-agréable ; celles de *la source ancienne* sont ordinairement troubles et jaunâtres.

Propriétés médicinales. == Elles ont été employées avec grand succès contre l'atonie particulière au système nerveux , les obstructions des viscères du bas ventre , causes fréquentes d'un grand nombre de maladies ; contre l'hypocondrie , la mélancolie , la paralysie , les affections arthritiques , l'ictère chronique et les affections des voies urinaires (1).

_____

(1) Consultez sur ces eaux célèbres , qui méritent l'attention des médecins , les ouvrages d'Hoffmann , de

20°. *Saint-Sauveur.*

Ce bourg est dans la vallée de Luy, à une lieue de Barèges, département des Hautes Pyrénées.

Il y a deux bains, dont l'un est appelé *bain de la vallée.*

Principes constituants. = 20 onces eau commune ; — 1 fois $\frac{1}{2}$ le volume gaz hydrogène sulfuré ; — 12 grains carbonate de soude ; — 5 grains sulfate de soude ; — 7 grains muriate de soude ; — 1 grain huile de pétrole.

Propriétés physiques. = Elles ne diffèrent des eaux de Barèges, que par le degré de température, qui ne va que jusqu'à 34 + o du thermomètre centigrade.

Propriétés médicinales. = Campmartin les dit plus calmantes et plus onctueuses que celles de Barèges. M. Raulin les a employées comme fondantes, apéritives, détersives, et utiles intérieurement dans les cas d'épaississement de la lymphe et d'obstructions, d'asthme humide

---

Staalh *(de venâ portæ portá malorum)*, de Bergmann, de Wertrumb, de Werlshoff et de Marcard, qui tous ont étudié les eaux de Pyrmont en bons chimistes et en grands praticiens.

et les phthisies pituiteuses : il les conseille extérieurement dans le rhumatisme, les contrac-
tions des membres, les coliques hépatiques et
néphrétiques, les vieux ulcères et les maladies
de la peau (1).

21°. *Seltz.*

Cette ville est dans le département du Bas
Rhin, à neuf lieues de Strasbourg.

Principes constituants. = 20 onces eau commune ; — 5 fois le volume acide carbonique,
extrait par l'effervescence ; — 22 grains muriate de soude ; — 4 grains carbonate de soude ;
— 2 grains carbonate de magnésie ; — 4 grains
carbonate de chaux.

On l'appelle *douce*, lorsqu'à l'aide du feu
on retire l'acide carbonique, ce qui lui donne
la douceur nécessaire pour être bue par les
personnes dont le tempérament est fort dé-
licat, et lorsque la poitrine est foible.

Propriétés physiques. = Acidité agréable,

(1) Consultez, 1°. *Observ. faites sur les eaux minérales de Saint-Sauveur*, 1768, par M. Campmartin ;
2°. *Parallèle des eaux minérales d'Allemagne et de
celles de la même nature qui sourdent dans le royaume,* 1772, par M. Raulin ; un chapitre de la 7ᵉ. section
traite des eaux de Saint-Sauveur.

saveur salée et un peu alcaline, température froide.

Propriétés médicinales. == On les administre avec succès dans le scorbut, la fièvre adyna-mique, la leucorrhée, la ménorrhagie passive, l'atonie des organes digestifs ; elles sont puis-samment diurétiques dans certains cas (1).

22°. *Spa.*

Spa est un bourg du département de l'Our-the, à six lieues de Liége.

Il y a six sources très-renommées.

Principes constituants. == 20 onces eau com-mune ; — 5 fois le volume acide carbonique ; — ½ grain muriate de soude ; —2 grains car-bonate de soude ; — 4 grains carbonate de ma-gnésie ; — 1 grain carbonate de fer.

On l'appelle *douce*, lorsque le fer seulement s'y trouve à moitié de la dose indiquée plus haut.

Propriétés physiques. == Goût piquant, ai-grelet et ferrugineux ; elles sont pétillantes et mousseuses ; l'alcool gallique les colore un peu ; leur sédiment laisse des taches de rouille sur

---

(1) Consultez les opusc. physiq. et chimiq. de Berg-mann, trad. par Guiton-Morveau, tom. Ier., pag. 265.

le linge ; exposées à l'air libre, elles se couvrent d'une pellicule irisée.

Propriétés médicinales. = Ces eaux sont célèbres depuis long-temps. *Henricus ab Heers* les a préconisées à juste titre contre la néphritis chronique, les affections calculeuses des reins et de la vessie, les écoulements muqueux du vagin et de la matrice, la débilité des organes digestifs et la chlorose. Le docteur Limbourg les a employées avec succès contre les engorgements des viscères abdominaux, du foie et de la rate (1).

23°. *Vichy.*

Cette petite ville est sur la rive droite de l'Allier, à quinze lieues de Moulins.

Il y a sept sources.

Principes constituants. = 20 onces eau commune ; — 2 fois le volume acide carbonique ; — $\frac{1}{2}$ grain carbonate de magnésie ; — $\frac{1}{10}$ de grain carbonate de fer ; — 24 grains carbonate de soude ; — 6 grains sulfate de soude ;

---

(1) Consultez les ouvrages d'*Henricus ab Heers,* de Limbourg, d'Hoffmann et de Bergmann, sur les eaux de Spa : les mémoires des deux premiers renferment des observations de médecine pratique très-intéressantes sur les bons effets de ces eaux.

— 4 grains muriate de soude ; — 2 grains *car-bonate de chaux.*

Propriétés physiques. = Les sources diffè-rent par le degré de température ; odeur bitu-mineuse, saveur acidule d'abord, ensuite alca-line : elles rougissent la teinture de tournesol ; leur température varie depuis 22 centig. + 0, jusqu'au 45ᵉ. centigr.

Propriétés médicinales. = Ces eaux ont très-bien réussi dans les engorgements du foie et de la rate, dans les cas de concrétions biliaires, les coliques néphrétiques, la leucorrhée, et quelques maladies de la peau, dépendantes des altérations des viscères abdominaux. Les eaux de Vichy ne s'administrent qu'à l'intérieur (1).

24°. *Sœdlitz.*

Ce village est dans la Bohême.

Principes constituants. = 20 onces eau com-

---

(1) Consultez, 1°. *Rolletti poëma encomiasticum, de aquarum Vichœensium,* 1652; 2°. *Examen des eaux de Vichy,* par Geoffroy, 1702; 3°. *Traité des eaux minérales et bains de Vichy,* par Chomel, 1738; 4°. *Traité des eaux minérales de Vichy, etc.,* par Desbrest, 1778; 5°. *Mémoire sur les mêmes eaux,* par M. Mossier.

mune ; — 144 grains sulfate de magnésie ; —
2 fois le volume acide carbonique.

Propriétés physiques. = Amères, salées,
pétillantes, limpides et froides.

Propriétés médicinales. = Ces eaux sont
d'un usage très-répandu ; elles sont purgatives
et conviennent à tous les âges, dans les engorgements abdominaux, l'ictère, les embarras du canal intestinal, et toutes les fois qu'il
faut évacuer doucement : on ne les emploie
qu'à l'intérieur (1).

25°. *Eau sulfurée de Naples.*

On fait à Naples un grand usage de cette
eau. On voit dans cette ville, dès le commen-
cement du printemps, beaucoup de monde
se rendre à la rue Sainte-Lucie pour en boire ;
la foule y est immense pendant l'été : on en
débite aussi dans les rues.

Principes constituants. = 20 onces eau commune ; — 2 fois le volume gaz acide carbonique ; — 1/4 le volume gaz hydrogène sulfuré.

Propriétés médicinales. = Elle réussit très-
bien dans les maladies de la peau, les affec-

---

(1) Voy., sur les eaux de Sœdlitz, le mémoire d'Hoffmann.

tions du foie , le scorbut, les flux de ventre invétérés , la maladie syphilitique , lorsque ces maladies ont résisté à tous les autres moyens de l'art (1).

26°. *Eau de Gurgittelli.*

Dans l'île d'Ischia , appelée par les anciens *Anarie* ou *Pythecuse.*

Propriétés physiques. = Cette eau est thermale ; la chaleur ne s'élève pas au-dessus du 50ᵉ. degré du thermomètre de Réaumur.

Principes constituants. = 20 onces eau commune ; — 50 grains carbonate de soude ; — 10 grains muriate de soude ; — 20 grains carbonate de magnésie ; — 20 *grains carbonate de chaux;* — 20 fois le volume acide carbonique.

Propriétés médicinales. — Elle a été employée avec un succès remarquable , en bains, douches, lotions, en injections et gargarismes. Sous ces différentes manières, elle a guéri des rhumatismes très-anciens, des paralysies , des foiblesses organiques ; en doublant la dose des principes salins, on l'a employée avec avantage pour favoriser l'exfoliation des caries, et accé-

(1) Consultez Attumonelli , sur les eaux minérales de Naples, 1804.

lérer la cicatrisation des ulcères sinueux et rebelles (1).

27°. *Eau de Pisciarelli.*

La source des eaux de Pisciarelli est pres-
qu'au milieu de la chaîne des volcans des
champs Phlégréens.

Principes constituants. = 20 onces eau commune ; — 10 grains sulfate d'alumine ; —
21 grains sulfate de fer ; — 14 grains sulfate de
chaux ; — 10 grains acide sulfurique ; — 5 fois
le volume gaz acide carbonique.

Propriétés physiques. = L'eau de Pisciarelli
sort avec un retentissement qu'on entend de
loin ; l'odeur du gaz hydrogène sulfuré est sensible, même à quelque distance. Elle a un
mouvement d'ébullition très-fort, inférieur à
celle de l'eau bouillante à dix degrés.

Propriétés médicinales. = Elle est employée
avec succès contre les gonorrhées invétérées,
la leucorrhée ou flueurs blanches, dans le dia-
bétès ou flux immodéré d'urine, dans la gale,
les dartres, quelques cas de phthisie pulmonaire. Le célèbre Cyrillo a assuré qu'elle pouvoit remplacer le quinquina dans différentes

(1) Consultez Attumonelli, *loc. cit.*

espèces de fièvres: on la coupe ordinairement
avec le petit-lait, l'eau d'orge; un tiers, une
demi-bouteille au plus, suffisent dans le courant de la journée (1).

28°. *Eau hydro-sulfurée.*

Principes constituants. = 20 onces eau commune; — moitié volume gaz hydrogène sulfuré.

Propriétés médicinales. = Elle est diapho-
rétique, résolutive et fondante; elle a réussi
dans les engorgements des viscères abdominaux, dans les tumeurs, la jaunisse, les ulcères invétérés, dans les affections scrophuleuses
et le goître. Pour les maladies de l'organe uté-
rin (la matrice), on administre cette eau en
douches d'injection; on la rend plus forte par
degrés; par ce moyen, on a réussi à guérir
les pertes blanches et des engorgements inté-
rieurs.

29°. *Eau alcaline ou Sodawater.*

Principes constituants. = 20 onces eau commune; — 4 fois le volume acide carbonique;

---

(1) Consultez Attumonelli, *loc. cit.*

— 1 gros carbonate de soude simple ; — 2 gros *idem* double ; — 3 gros *idem* triple.

Propriétés médicinales. = On l'emploie avec succès contre la dyspepsie ou perte d'appétit, les langueurs d'estomac, et en général pour rétablir les forces digestives.

31°. *Limonade gazeuse.*

Elle est composée de jus de citron et du double de son poids en sucre, dont on met une dose fixée sur une bouteille d'eau acidule.

Cette limonade réunit l'efficacité des acides aux vertus des substances gazeuses ; elle est rafraîchissante, d'un goût agréable, favorise la diurèse (ou cours des urines) ; en titillant légérement l'estomac, elle excite l'appétit, et rétablit les forces digestives affoiblies. Plusieurs praticiens l'ont souvent employée avec un grand succès contre les flatuosités qui tourmentent beaucoup de personnes, et qui le plus ordinairement sont engendrées par la dyspepsie.

32°. *Eau de mer.*

Sans quitter Bordeaux et les affaires, qui très-souvent y retiennent les malades, l'établissement de la rue Ségur pourra leur pro-

curer, avec facilité, des bains d'eau de mer,
froide et chaude. Les anciens médecins en ont
beaucoup préconisé les vertus, comme on peut
le voir dans Hippocrate, Celse, Dioscoride et
Galien : les praticiens modernes l'ont également
ment recommandée contre plusieurs affections
chroniques.

L'eau marine contient du muriate de soude,
du sulfaté de chaux, du sulfate de magnésie,
et une matière extractive, à laquelle le célèbre Bergmann attribuoit le goût nidoreux et
nauséabond qu'offre l'eau de la mer, surtout
lorsqu'on la puise à la surface.

Des observations dignes de foi prouvent les
bons effets de l'eau marine dans le traitement
des maladies lymphatiques. On a vu des affections scrophuleuses invétérées et des rhumatismes chroniques, des exanthèmes cutanées
très-rebelles, tels que la lèpre squammeuse,
la gale, quelques espèces de dartres, se dissi-
per par l'usage de l'eau de mer, prise à l'intérieur ou en bains. Russel, qui l'a administrée
dans ces diverses maladies, en a obtenu des
succès très-satisfaisants, notamment dans les
tumeurs scrophuleuses et les ulcères de même
nature. Il a dissipé des engorgements du foie,
des tumeurs glanduleuses du mésentère, et

des jaunisses anciennes, par l'usage intérieur et extérieur de l'eau marine (1).

Les eaux minérales s'emploient à l'intérieur et à l'extérieur : il est nécessaire de parler ici de ces deux modes d'administration.

1°. Les vertus des eaux minérales, tant naturelles qu'artificielles, sont le résultat de l'action combinée des principes qui les composent. Nous avons déjà dit un mot à cet égard dans la première partie de cet ouvrage : nous nous bornerons donc ici à dire à nos lecteurs quelle est la manière d'administrer les eaux minérales artificielles.

Toute eau minérale peut devenir purgative par l'abondance de la boisson; l'eau commune produit souvent le même effet. Pour éviter l'inconvénient d'une trop grande évacuation dans le principe, on ne doit commencer que par deux ou trois verres, et augmenter graduellement pour ne point surcharger l'estomac.

Les eaux qui de leur nature sont purgatives, ne doivent être employées qu'à petite

(1) Voy. Alibert, *loc. cit.*, tom. II, pag. 753; le voyage de Sparmann, les opuscules de Bergmann, et surtout l'excellent ouvrage de Russel, *de usû aquæ marinæ, etc.*

dose, quand il n'est question d'obtenir qu'un simple effet tonique et fondant ; les eaux salines tièdes et chaudes, telles que celles de Vichy et de Balaruc, et celles qui sont très-chargées de soufre, telles que celles d'Aix-la-Chapelle et du Mont-d'Or, sont dans cette classe. Les intervalles entre chaque verre doivent être de demi-heure ou d'une heure, suivant qu'elles rencontrent plus ou moins de difficulté à passer.

L'heure de prendre les eaux est le matin à jeun. Celles qui sont simplement altérantes, telles que les ferrugineuses et les gazeuses, servent aussi à tremper le vin aux repas, ou de boisson pure pour les abstèmes (1).

Les eaux gazeuses ne peuvent se boire que froides ; il en est presque de même des eaux martiales, dont la chaleur efface les vertus. Si quelques estomacs ne peuvent supporter l'action des réfrigérants, on peut alors tiédir les eaux avec une cuillerée d'eau bouillante au moment précis d'avaler.

Quand on a besoin de remèdes adoucissants, c'est avec succès qu'on coupe presque toutes les eaux minérales avec le lait d'ânesse, de

_____

(1) Ceux qui ne boivent que de l'eau.

chèvre ou de vache : les eaux de Passy, qui caillent le lait, ne souffrent point ce mêlange.

On recommande ordinairement beaucoup d'exercice aux hydropotes (1) ; c'est au médecin à étudier à cet égard les dispositions du malade.

Doit-on, pendant l'usage des eaux, ne faire qu'un repas? Il faut modérer son appétit à midi, et se réserver pour un soupé frugal.

Toutes les eaux ferrugineuses, telles que celles de forges, etc., se prennent de trois à six semaines et plus, à la dose de deux à six livres.

Passy, douze à quinze jours ; les eaux épurées ou qui ont déposé leur marc, rentrent dans la classe des salines, et se continuent plus long-temps.

Cransac, on peut en prolonger l'usage aussi long-temps que de celles de Passy.

Spa, quinze jours, d'une à quatre livres. Les eaux spiritueuses, à moindre dose, peuvent se continuer très-long-temps, et servir à tremper le vin.

Les eaux de *Miers* et de *Sœdlitz*, s'emploient d'une à deux livres, pour procurer la

_____

(1) Buveurs d'eau.

liberté du ventre. Lorsqu'il y a quelqu'autre indication à remplir, on en diminue la dose suivant ce qu'on veut qu'elles opèrent, et alors on les continue sept ou huit jours ou plus.

Vichy, d'une à six livres, à une dose à laquelle elles ne purgent pas : on les continue un mois et plus.

Balaruc, à la dose de cinq à six livres, cinq ou six jours de suite.

Plombières, depuis une jusqu'à six livres, pendant trois ou six semaines.

Cauterets. Ces eaux, quoique sulfureuses, et portant à la diaphorèse, purgent doucement. Leur usage demande de la circonspection dans les premiers temps ; on s'achemine par degrés de deux à six livres : la durée de leur usage ne peut être moindre que de trois semaines.

Bagnères de Luchon a des eaux dont l'administration est analogue aux eaux de Cauterets.

Les eaux *d'Aix-la-Chapelle* s'emploient depuis une livre jusqu'à quatre.

Celles de *Barèges* et de *Bonnes* se boivent depuis une livre jusqu'à quatre, pendant trois semaines ou plus.

Les eaux de *Bourbonne*, pendant quinze ou

vingt jours, à la dose d'une à quatre livres (1).

Du reste, tous ces préceptes de quantité et de durée peuvent et doivent être modifiés par le médecin, selon les circonstances, la maladie et les indications qu'elle fournit.

Je ne parlerai point ici des maladies auxquelles les eaux minérales factices ne conviennent point, ou pourroient être nuisibles; j'écris plus pour les gens du monde, que pour les gens de l'art : d'ailleurs, on sait bien, sans que je le dise, qu'elles ne sont point une panacée universelle, et qu'il est des cas où il faut s'en abstenir. Laissons aux empiriques, à cette classe d'hommes méprisables, dont Tacite disoit, *gens quæ semper expellitur, et quæ semper redit* (2), le soin toujours précieux pour eux de transformer les substances les plus simples en arcane admirable, en remède efficace contre tous les maux qui affligent l'espèce humaine. Nous, sectateurs du vieillard de Cos, qui fut toujours modeste et vrai, éloignons l'enthousiasme, et n'oublions jamais ce pré-

_____

(1) Voyez l'excellent ouvrage du docteur Marteau, intitulé *de l'Analyse des eaux minérales;* mémoire couronné en 1769, par l'ancienne académie de Bordeaux.

(2) On a beau les chasser, ils reviennent toujours.

cepte salutaire consigné dans son livre de la nature de l'homme : *Les meilleurs remèdes ne conviennent ni à tous ni dans toutes les circonstances.*

2°. On emploie les eaux minérales extérieurement en bains ordinaires ou d'immersion, en bains sous forme de pluie ou par irrigation, en bains à injection, en bains de vapeurs, en douche ascendante par injection, en douches de vapeurs simples ou composées. Nous allons succinctement parler de chacun de ces modes d'administration extérieure d'eaux minérales.

Bains d'immersion (1).

L'appareil monté à l'établissement pour donner ces bains, consiste en un grand réservoir, au milieu duquel est suspendu un fauteuil qui, se mouvant par une bascule, s'y plonge et se retire avec rapidité: c'est sur ce fauteuil que la personne est assise, et fixée de manière à

---

(1) Voyez, 1°. *Recherches sur l'utilité et l'abus des bains chauds, froids et tempérés*, par Floyer; 2°. *Dissertatio de balneis veterum inunctione conjungendis*, de Nonnius, 1771; 3°. *Mémoire sur les bains*, par Marteau, 1774; 4°. et surtout *De la nature et de l'usage des bains*, par Marcard, 1801.

ne pouvoir s'en séparer ; le corps entier est plongé, par ce moyen, dans l'eau plus ou moins froide, selon le besoin.

Nous ne chercherons point à détailler les avantages que l'on peut retirer de ce moyen. On sait généralement que son effet est d'un grand secours dans tous les cas où il faut ranimer le système cutanée, et opérer une diversion salutaire dans certaines affections nerveuses.

Bains sous forme de pluie.

Ces bains consistent à répandre sur toute la surface du corps une pluie d'eau, avec plus ou moins de rapidité, et à une température donnée.

Ce moyen offre une action stimulante, analogue à celui d'immersion ; mais il est moins actif, et peut être employé dans des circonstances où on ne voudroit pas recourir de suite aux bains d'immersion.

Les Anglais des deux sexes en font un usage fréquent, lorsqu'ils éprouvent des dérangemens, des lassitudes et un grand abattement.

Bains à injections.

Un local a été disposé exprès dans l'établissement de la rue Ségur, à Bordeaux, pour l'emploi des bains à injections.

Les baignoires sont placées au premier étage; la chute de l'eau est assez forte pour arroser la partie malade sans l'endolorir. Voici le procédé à suivre :

La malade s'étend dans son bain ; un ajustage lui permet de diriger l'eau composée d'après l'ordonnance du médecin, directement sur la matrice, à l'aide d'un tube en gomme élastique, à tête d'olive percée en arrosoir.

La malade ouvre elle-même le piston ; elle augmente ou diminue le jet de l'eau, le répète aussi souvent qu'elle le veut, et l'arrête à volonté.

La baignoire étant pleine d'eau, et après un quart d'heure de bain, on lui sert une bouteille d'eau de Seltz, de Barèges ou Sodawater, selon que le cas l'exige, qu'elle prend en quatre petits verres.

Ce bain doit durer de trois quarts d'heure à une heure.

Le bain se compose d'abord d'eau de Plombière; ensuite de cette eau mélangée progressivement d'eau de Barèges, jusqu'à ce qu'il soit parvenu à être de Barèges pur.

Le degré de chaleur, de 26 à 30 degrés successivement.

Ce traitement a toujours obtenu un succès complet; il fait disparoître entièrement les flueurs blanches, et rend la fraîcheur et l'embonpoint aux personnes qui sont attaquées de cette maladie.

Il opère un effet aussi marqué pour toutes les maladies dont la matrice peut être affectée, soit qu'elles proviennent d'un relâchement, soit qu'on puisse les attribuer à l'engorgement de cet organe.

Bains de vapeurs.

Le bain de vapeurs diffère de l'étuve en ce qu'il est partiel. Des encaissements variés existent à cet effet. L'on encaisse jusqu'au cou, jusqu'au milieu du corps, et seulement les jambes et les bras ; en sorte que la partie affectée est seule soumise à l'action de la vapeur au degré indiqué.

Les bains de vapeurs sont indispensables, lorsqu'on veut employer des vapeurs composées qui fatigueroient la respiration, ou lorsqu'au moyen de la vapeur d'eau simple, l'on veut agir sur le corps à un degré de chaleur plus élevé que celui que le malade pourroit supporter, si les organes de la respiration n'en étoient pas à l'abri.

On donne ces bains avec la vapeur de l'eau pure, d'une eau minérale, ou avec des vapeurs aromatiques, suivant l'indication.

On peut juger ce qu'il est possible d'obtenir d'un fluide élastique, imprégné de substances variées selon la nature du mal, et agissant à un degré de chaleur plus ou moins élevé (1).

Douche ascendante.

L'effet de la douche ascendante est peu connu dans cette ville; il est cependant d'une utilité marquée dans certains cas. On va en faire connoître l'usage, et en décrire rapidement les effets.

Le malade s'assied sur un fauteuil à lunette; un tube se trouve à dix pouces de distance

---

(1) Voyez, 1°. *De balneis imprimis sudatoriis*, par Fromann, 1659; 2°. *Observations sur le bain de vapeur et ses effets*, par Symons, 1766; 3°. *Mémoire sur les bains de vapeur de Russie, considérés pour la conservation de la santé et pour la guérison de plusieurs maladies*, par Antoine Ribeiro Sanchès, (mém. de la soc. roy. de méd. de Paris, tom. III, pag. 233). Ce mémoire mérite d'autant plus d'être médité, qu'il peut répandre un nouveau jour sur un moyen peut-être trop négligé parmi nous.

du siége ; le malade a sous la main une poi-
gnée en cuivre, dont l'action est aussi simple
que facile à conduire. La colonne d'eau ascendante a une telle force, qu'elle pénètre, soit
par l'anus, soit par le vagin, et va remplir
l'effet qu'on se propose.

Dans les maladies d'entrailles, inflamma-
tions du bas ventre, engorgements chroniques de cette même région ; dans les maladies de l'utérus, les pertes blanches, les suppressions et les constipations opiniâtres, on
prend successivement vingt, trente, quarante
douches qui remplissent les intestins d'eau naturelle, émolliente ou minérale (selon le cas).
Chacune de ces douches rafraîchit les entrailles, en détache les matières endurcies qui les
obstrue, et facilite l'effet de la douche qui
lui succède.

Ce moyen curatif est puissant ; on peut
même dire qu'il supplée, d'une manière très-
heureuse et très-simple, à l'insuffisance des
moyens employés jusqu'à ce jour dans les maladies désignées ci-dessus.

Douches de vapeurs simples ou composées.

On concentre, dans un appareil, la vapeur
destinée à la douche, pour la donner au de-

gré de chaleur et de force que prescrit le médecin. Cette vapeur est produite par l'eau douce, ou par une eau minéralisée.

Des jets variés et mobiles en tout sens, la donnent sous différentes formes, et permettent de l'administrer sur toute la surface du corps, ainsi qu'à l'intérieur.

Ces douches se donnent dans la grande étuve, disposée à une température convenable; la personne se place sur un lit ou sur un fauteuil, si elle ne peut se tenir debout; et suivant l'indication, l'on masse (1) pendant ces douches, ou l'on frotte au gantelet ou à la brosse.

Ces douches de vapeurs simples ou composées, présentent de puissants secours à l'art de guérir; leur action, vivement pénétrante, est employée avec le plus grand succès pour résoudre les engorgements chroniques, et surtout ceux des articulations.

On a obtenu, par leur moyen, des guérisons rapides, dans les cas d'immobilité des extrémités, dans les paralysies, les rhumatismes goutteux, et dans les spasmes fixés sur différentes parties du corps.

---

(1) Voyez, sur le massage et ses effets importants dans plusieurs affections graves, les lettres ingénieuses de Savary, sur l'Egypte.

Dans la plupart de ces cas, on alterne avec
les douches ou bains d'eau minérale.

Lorsqu'on demande des préparations pour
des bains d'eau sulfureuse des Pyrénées, on
emploie le sulfure de soude et de chaux, avec
addition des principes fixes reconnus dans chacune d'elles. Les eaux sulfureuses simples, celles
d'Aix-la-Chapelle, d'Aix en Savoie, sont préparées avec le sulfure de potasse et de chaux.
Une suite d'observations faites depuis plusieurs
années par des médecins distingués, ne laissent aucun doute sur la préférence à donner
au sulfure de potasse, dans les maladies cutanées. L'on augmente et l'on diminue, suivant la force de l'individu, la dose du sulfure
et du réactif. Nous avons été, dans les maladies opiniâtres, jusqu'à cinq onces par douche et bain, et quatre onces pour bain seulement, en mettant dans le premier cas deux
onces et demie d'acide, dans le second cas,
deux onces, et habituellement une once et demie à deux onces pour douche, et une à une
once et demie pour bain. On remplace quelquefois, quand le médecin le demande, l'acide
sulfurique par une bouteille de vinaigre ordinaire, ou une once d'acide acétique équivalant.

Dans le traitement des maladies de la peau,

il faut souvent prolonger beaucoup la durée du bain. On a vu des malades y rester quatre heures : dans ce cas, on leur fait prendre des heures convenables pour ne pas gêner le service.

Les bains sulfureux se prennent de 28 à 34 degrés.

Sans doute je n'ai point tout dit sur les eaux minérales ; eh ! quel est le médecin assez habile naturaliste, assez grand chimiste, assez profond praticien, qui pourroit seul parcourir dans tous les sens une aussi vaste carrière ? Quel homme, a dit Pline, pourroit énumérer les vertus de toutes ces sources, de toutes ces piscines que la main bienfaisante de la nature a répandues avec tant de profusion, au sein de tant de montagnes, pour le salut de l'espèce humaine ? Un médecin mériteroit-il, d'ailleurs, le noble titre de descendant des Asclépiades, s'il falloit tout lui dire, s'il ne savoit trouver plus d'une fois dans son génie, cette grande science des indications opportunes, et l'art plus grand encore de marcher ou de s'arrêter à propos ? Les livres faits par les hommes dont le savoir, quelque étendu qu'il soit, est toujours imparfait, disoit avec juste raison l'immortel Bordeu, ne vous apprendront point, ne vous révéleront point tous les secrets du temple de Cos : c'est au lit des malades, c'est dans les pages immortelles du beau livre de la nature, que le voile épais qui couvre presque toujours ses mystérieuses opérations se déchirera, ou du moins se soulèvera pour vos yeux attentifs : c'est là, en effet, qu'on peut armer sa main de ce fil d'Ariane, pour pénétrer avec succès dans le labyrinthe des affections humaines ; c'est là qu'on entend, s'il m'est permis d'appliquer à mon sujet une des plus heureuses allégories d'Ovide, la voix sage et puissante du père du jour, donnant au téméraire Phaëton des conseils dictés par la prudence, et lui disant : « Voilà tes premiers soins, le milieu seul » est sûr, guide par là ta course. »

TABLE DES MATIÈRES,

PAR ORDRE ALPHABÉTIQUE.

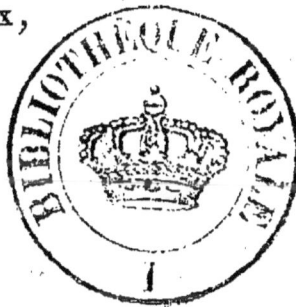